AF603526

Docteur PIERRE

GUIDE MÉDICAL

DU

TRAITEMENT MARIN

(Berck-sur-Mer)

TROISIÈME ÉDITION

PARIS
A. MALOINE, ÉDITEUR
25-27, RUE DE L'ÉCOLE-DE-MÉDECINE, 25-27

1904

GUIDE MÉDICAL

DU

TRAITEMENT MARIN

Docteur PIERRE

GUIDE MÉDICAL

DU

TRAITEMENT MARIN

(Berck-sur-Mer)

TROISIÈME ÉDITION

PARIS

A. MALOINE, ÉDITEUR

25-27, RUE DE L'ÉCOLE-DE-MÉDECINE, 25-27

1904

GUIDE MÉDICAL
DU
TRAITEMENT MARIN

HISTORIQUE

(A la mer, dit Michelet, il faut envoyer les enfants et les femmes. Elle est bonne et large pour tous, mais plus bienfaisante et semble plus sympathique pour les enfants innocents qui souffrent des péchés de leurs pères; pour les femmes, victimes sociales, dont les fautes sont surtout d'amour et qui, moins coupables que nous, portent cependant bien plus le poids de la vie).

C'est à l'année 1857 que remontent les premiers essais du traitement marin sur le littoral du Pas-de-Calais. D'accord avec l'Inspecteur des enfants assistés de l'arrondissement de Montreuil-sur-Mer de l'époque, M. Frère, un médecin d'initiative, le docteur Perrochaud, qui était chargé du service médical de ces enfants, eut la bonne pensée d'envoyer au bord de la mer les plus malades d'entre eux, ceux que la scrofule ou le rachitisme tenait cloués dans leur lit.

Il suivait, en cela, l'exemple déjà donné par

un autre médecin de l'arrondissement, le docteur Danvin, dont les essais étaient restés isolés, tandis que l'initiative du docteur Perrochaud eut le développement qu'on va suivre.

Les enfants, au nombre d'une demi-douzaine au début, furent confiés aux soins d'une pauvre femme de Grofliers, petit bourg à quelque distance de Berck et un peu en arrière de la mer, nommée la Veuve Duhamel. La veuve Duhamel conduisait deux fois par jour ses enfants à la mer; elle y menait en brouette ceux qui ne pouvaient pas marcher ; elle lavait les plaies à l'eau de mer; elle faisait leur pansement; puis elle ramenait son petit monde dans sa petite chaumière.

La nécessité, les médiocres ressources dont on pouvait disposer, avaient conduit tout droit à la découverte du sanatorium de fortune, du sanatorium improvisé, si vanté, si prôné aujourd'hui.

Encouragé par les premiers résultats, le docteur Perrochaud pensa qu'ils seraient encore meilleurs si les enfants étaient placés en bordure même de la mer; et il les fit transporter de Grofliers à Berck dès l'année suivante.

A cette époque la plage de Berck, absolument déserte, ne comptait qu'une maison, une cabane plutôt, et qu'un habitant : la veuve Marianne Brillard, dite « Marianne toute seule » ! par les gens du pays, grands donneurs de sobriquets. Elle habitait là depuis 1854, avec ses deux enfants (tiote Marie et tiot François), gagnant sa vie à garder les enfants des pêcheurs, pendant que ceux-ci s'en allaient à la mer et que leurs femmes pêchaient les crevettes, les coques ou les vers.

Les deux veuves se partagèrent d'abord la garde des enfants, au nombre de 12 à 15 ; puis la veuve Duhamel fatiguée, retourna dans son village où elle ne tarda pas à mourir. Pour aider Marianne, on fit venir trois religieuses Franciscarines de Calais, lesquelles, tant bien que mal, se logèrent comme elles purent, avec les enfants, dans la cabane de Marianne, qu'on avait un peu transformée et agrandie.

Le directeur de l'Assistance publique était tenu au courant de ces essais. En 1860, l'expérience lui parut suffisamment concluante pour le décider à mettre à l'étude le projet d'un hôpital en bois de 100 lits, dont l'exécution et les plans furent confiés à un architecte de Montreuil-sur-Mer, M. Lavezzari.

Ouvert en 1861, il fut bientôt trop petit pour le nombre de demandes et l'on mit tout de suite à l'étude le projet d'un grand hôpital en briques de 500 lits, dont l'exécution fut confiée au même architecte, et qui fut inauguré le 18 juillet 1869.

Au nom du docteur Perrochaud, la reconnaissance publique doit associer les noms des docteurs Bergeron et Marjolin qui se fireut à Paris les apôtres de son idée, et ceux de Davenne et Husson, directeurs de l'Assistance publique, pour leur zèle à la réaliser en grand. Aux difficultés et aux retards que rencontre aujourd'hui la création de sanatoria de tuberculeux pulmonaires, on peut mesurer le dévouement qu'il fallut à ces hommes de bien pour mener à bonne fin, en moins de dix ans, l'œuvre immense et d'une si haute portée sociale des premiers sanatoria marins.

Au docteur Cazin, gendre et successeur du docteur Perrochaud, incomba la tâche de poursuivre dans le domaine de la chirurgie, ce que le premier avait si bien inauguré sur le terrain médical. Son nom est encore sur toutes les lèvres ! Adoré de tous ceux qui l'approchaient, il a laissé le souvenir d'un homme très actif, très populaire, d'un vulgarisateur remarquable.

L'élan étant donné, l'initiative privée suivit l'exemple de l'initiative publique : les dunes de Berck se couvrirent d'hôpitaux, de cliniques, de maisons de santé, de villas, de cure, en nombre tel que Berck est devenu une sorte de « ville-hôpital », sans conteste le plus important sanatorium de France, et l'un des premiers du monde.

ÉTABLISSEMENTS SANITAIRES

Il y en a de plusieurs catégories :

1° Les établissements hospitaliers d'Assistance publique (Dr Ménard) :

Le grand hôpital martitime de la ville de Paris (500 lits) ;

Le Sanatorium de la Seine (Filles, Parmentier ; Garçons, Bouville).

2° Les établissements hospitaliers d'Assistance Privée :

L'Hôpital N, de Rotschild ;

Le Dispensaire H, de Rotschild ;

L'Asile Maritime.

3° Les établissements cliniques privés :

La Clinique du docteur Pierre ;

L'Institut Saint-François-de-Sales (docteur Calot).

4° Les établissements populaires bon marché, ouverts indistinctement à tout malade payant de 50 à 70 francs par mois :

La Polyclinique ;

L'Hôpital Cazin-Perrochaud ;

L'Hôpital de l'Oise.

5° Les maisons de santé privées :

Mme Trémeau, Mme Lachaise, la Villa Normande, la Villa de la Santé, la Maison de l'Institut Notre-Dame, Mme Lemaire, Mlle Pelletier, Mlle Bauwin, Mme Delahaye, M. Croze (Villa Raïssac), etc.

Il serait trop long et fastidieux pour le lecteur, d'entrer dans la description détaillée de tous ces établissements ; on ne peut juger que sur place de leur importance et de leur confort. Il y en a pour toutes les bourses, depuis 50 jusqu'à 200 francs par mois.

Le prix moyen pour les enfants est de 60 fr. dans les établissements populaires bon marché et de 120 fr. par mois dans les instituts, cliniques et les maisons de santé privées.

Si les soins médicaux sont partout les mêmes, le bien-être matériel est bien entendu d'une façon générale proportionnel au prix de pension. On peut estimer à environ 2.000 le nombre d'enfants, qui, en dehors de leurs parents, viennent, tous les étés, se refaire au souffle vivifiant de l'air marin.

La première chose qui frappe l'étranger débarquant à Berck est la théorie des voitures à âne promenant à pas lents les malades atteints dans leurs os. A cette impression plutôt triste en succède une autre plus gaie : c'est que ces enfants ne souffrent pas, c'est que leur mine fraîche et souriante n'inspire nullement la pitié. J'entends parfois des gens se plaindre de cette spécialisation du pays... ils oublient que le berceau de Berck a été l'Hôpital Maritime, qu'avant la fondation du dit Hôpital il n'y avait pas une seule habitation sur les dunes, et que les dunes seraient probablement restées longtemps encore désertes sans cette fondation.

En devenant une « Ville-Hôpital » Berck n'a fait que suivre sa destinée.

PREMIÈRE PARTIE

Situation et Climat

Pour préciser la situation et le climat de Berck, je ne puis mieux m'adresser qu'au rapport de M. Bergeron :

« Le hasard avait eu sans doute une certaine part dans le choix de la plage de Berck, mais il s'est trouvé qu'en définitive on aurait pu difficilement en trouver une meilleure. Située sur la Manche, par 0° 40 longitude ouest et 50.20° latitude est, cette plage est circonscrite à l'est par une zone de dunes dont la largeur varie de 100 à 400 mètres : de la cime de ces dunes on embrasse d'un coup d'œil une longue étendue de sable qui, mesurant à l'embouchure de l'Authie au sud de celle de la Canche au nord une ligne droite de 21 kilomètres, peut, par les plus fortes marées, avoir de 1.400 à 1.600 mètres de large et présente en tout temps une surface unie sans galets ni rochers.

« En arrière des dunes et avant d'arriver au village qui donne son nom à la plage, on rencontre de fertiles prairies dues à des relais de mer.

L'orientation de la plage est plein ouest, de sorte que l'horizon n'est borné qu'au nord par les falaises du Boulonnais et au sud par celles du Tréport et de Dieppe ; les marins du pays affirment qu'elle est à la fois préservée des froids du nord et de l'est et ne se ressent jamais des tempêtes qui soufflent du sud-ouest (pas toujours vrai) ; on comprend cependant qu'à cette latitude, la température du rivage ne soit jamais élevée extrêmement, mais ce qui est constant et digne de remarque, c'est que, par les plus grands froids, elle ne s'abaisse jamais à 9° et reste la plupart des hivers entre entre 4° et 5° ; ainsi le sable, celui même que n'atteint pas le reflux, n'est jamais gelé à une profondeur de plus de 5 centimètres. Qui ne reconnaît là l'influence de cette dérivation du Gulf-Stream qui, sous le nom de Rennel, gagne l'Atlantique en longeant les côtes de France et d'Espagne.

« Cette circonstance explique comment nos enfants peuvent, par la plus grande partie de l'hiver, continuer à vivre en plein air sur la plage, et je n'ai pas besoin de faire ressortir l'importance de ce fait pour ceux de nos scrofuleux dont la maladie exige un traitement prolongé.....

« Un autre avantage bien précieux de cette plage, c'est qu'on n'y retrouve aucun cours d'eau arrivant de l'intérieur des terres et pouvant apporter à marée basse un tribut infect et malsain de vase et d'immondices.....

« Si j'ajoute maintenant qu'il n'y a pas de marais salants, que les sables sont fixes ou du moins ne sont pas mouvants, sauf les jours de tempête, et que chaque jour la mer, en se retirant laisse derrière elles de petits bassins formés par des accidents de terrain, et dans lesquels les enfants trouvent des bains à eau calme dont la température s'élève parfois jusqu'à 25° degrés, j'aurai donné une idée complète des avantages inhérents à la plage ellemême, avantages qu'il est rare de trouver ainsi réunis et qu'on eût peut-être cherchés sur quelque autre point de la côte... »

J'ajouterai quelques remarques personnelles : à propos de la température : Elle est peu rigoureuse l'hiver ; elle est légèrement plus élevée qu'à Paris, malgré la différence de latitude. Pendant le rigoureux hiver de 1895, j'ai pris pendant trois mois la température en bordure de mer, de janvier en mars, à trois heures différentes de la journée, à huit heures, midi et quatre heures sur un poteau planté dans le sable, j'ai trouvé qu'aux heures extrêmes de la journée, le matin et le soir, avant et après le coucher du soleil, la température était plus froide qu'à Paris, que dans la journée, elle était de 2° supérieure à celle de Paris.

Il gèle peu et peu profondément, seulement quand souffle le vent d'est, ce qui est rare.

Il neige en moyenne deux à trois fois par an, pendant quelques heures... mais la neige ne tient pas, elle fond de suite sous l'action du vent et du sel marin.

Le brouillard est également rare.

Au coucher du soleil, il se produit, comme sur toutes les côtes, une dépression de la température : moindre que sur la Méditerranée, Elle est pourtant sensible, nécessitant d'ordinaire ou qu'on endosse un pardessus ou qu'on reste chez soi. La température se relève un peu après.

Le régime des pluies est à peu près le même

que celui du bassin de la Seine, avec cette différence qu'à Paris, la pluie est fine, persistante, comme stagnante, embrumant l'air et le pénétrant d'humidité ; tandis qu'à Berck, la pluie, presque toujours accompagnée de vent, se produit en ondées, en rafales aussi vite chassées que parues.

Situation : sur la ligne Boulogne-Paris avec arrêt à Rang-du-Fliers et transbordement de Rang-du-Fliers à Berck.

De Boulogne à Rang-du-Fliers : 1 heure en ommibus, 40 minutes en express.

De Paris à Rang-du-Fliers : 5 heures en omnibus 3 heures en express.

De Rang-du-Fliers à Berck-Plage : 15 minutes.

De Paris-Berck : 4 express en tout temps dans les deux sens.

L'AIR MARIN

L'air marin diffère de l'air terrestre par certains caractères susceptibles d'effets particuliers sur l'organisme :

1° *Par sa densité* : La pression barométrique

est maxima : on doit *à priori*, absorber à chaque inspiration une plus grande quantité d'oxygène. La concentration de l'air donne plus de force aux renouvellements périodiques de la brise et partant plus d'activité aux échanges organiques. En s'approchant de la mer, on sent, même dans les temps calmes, que l'air est plus fort et qu'il oblige à des inspirations plus profondes. Les neurasthéniques, qui sont un réactif très sensible aux changements atmosphériques, ressentent comme une sorte de pression enveloppante. La densité de l'air marin doit contribuer à enrichir le sang, soit en suroxydant les globules rouges, soit en favorisant la multiplication : sous ce rapport, la mer et la montagne paraissent avoir des effets analogues.

2° *Par son agitation* (brise et vents).— Les jours de calme plat sont rares à la mer, particulièrement dans la Manche. En dehors des vents, l'alternance régulière de la brise de terre et de la brise de mer, du flux et du reflux donne naissance à des remous aériens constants :

« Si le temps est calme, écrit Durand-Fordel, on ne ressent aucun mouvement dans l'air jusqu'à 8 ou 9 heures du matin, parce que l'atmosphère terrestre est à la même température que l'atmosphère marine, mais bientôt la brise s'élève et augmente d'intensité jusqu'à 3 heures de l'après-midi. L'air des côtés se trouve alors complètement remplacé par celui de la mer que les vents chassent vers le continent ; la brise cède ensuite à mesure que le soleil se couche à l'horizon et fait place au vent du large qui disparaît à son tour le matin avant le lever du soleil. »

Malgré l'énervement et le refroidissement passager qu'il amène avec lui, le vent du large a des effets utiles qui compensent au-delà ce petit inconvénient : c'est un grand purificateur de l'atmosphère, qu'il débarrasse de toutes les poussières organiques ; il contribue puissamment à maintenir à peu près constante la température des côtes, apportant la chaleur l'hiver et la fraicheur l'été. Il augmente la force tonique de l'air par les embruns salés dont il sature la côte et les échanges nutritifs par l'évaporation constante qu'il entretient à la surface du corps.

Le vent de large, le S.S.O. le Suroît, comme l'appellent les marins, souffle à Berck, plus ou moins à peu près tous les jours, dans la proportion de 9 sur 10. Il a valu à la plage la réputation d'une plage venteuse. Il est la cause principale de la stérilité absolue des dunes, où ne poussent que de maigres oyats ; il rend inutile tout essai de plantation d'arbres, même des pins, parce qu'il grille les feuilles à chaque coup de tempête ; mais il n'empêche les enfants d'aller sur la plage qu'environ quatre ou cinq jours par mois.

3° *Par sa pureté.* — La fréquence des vents, l'absence ou la pauvreté de la végétation devaient faire prévoir la rareté des poussières organiques dans l'air du littoral.

Des analyses comparatives faites à Berck du temps de Cazin et récemment à Arcachon par Duphil donnent : pour Berck, 1.800 spores ; pour Arcachon 2.341 ; pour Paris 15.000 ; en moyenne, par mètre cube et au mois d'août. Ce n'est pas la pureté absolue ou à peu près absolue comme en plein océan (1 spore par mètre cube en moyenne) ; mais cette virginité quoique relative, donne précisément à l'air marin comme le dit Arnould, « la salubrité et la puissance que l'air de nos villes a perdues ; pas n'est besoin de songer aux effluves de varechs aux senteurs d'iode et de brôme ni même à l'imprégnation par le sel... l'air venu du large est de quantité supérieure avec cela et à titre d'air pur, capable d'opérer des merveilles ; car c'est bien la chose la plus rare du monde dans la consommation des grandes villes. »

Comme conséquence de cette pureté, les rhumes sont rares à la mer d'autant plus rares que les enfants sortent par tous les temps : avantage précieux quand on songe que la plupart des enfants envoyés à la mer sont de ceux qui sont le plus susceptibles à s'enrhumer.

4° *Par sa lumière.* — D'après Duclaux la lumière solaire est l'agent d'assainissement à la fois le plus universel, le plus économique et le plus actif auquel puisse avoir recours l'hygiène privée et publique.

Quand elle n'est pas tamisée par le brouillard, la lumière solaire réfléchie à la fois par la mer, et sur les plages sablonneuses, par le sable mouvant, est d'une intensité de beaucoup supérieure à celle de l'intérieur.

A Berck, pendant l'été, on peut difficilement supporter la réverbération des sables sans le port de verres fumés : Toutefois, la vapeur d'eau en suspension dans l'air, la mer elle-même modifient quelque peu les qualités de la lumière telle que le soleil nous l'envoie. D'après Hann, la mer absorberait les rayons caloriques, rouges et ultra-rouges, et réfléchirait les rayons lumineux, les rayons jaunes, et les rayons chimiques, violets et ultra-violets.

Or, on sait que le pouvoir bactéricide appartient surtout au rayons chimiques, que d'autre part, ces mêmes rayons et les rayons jaunes ont une action très nette sur les échanges nutritifs.

C'est à l'influence des rayons chimiques qu'il faut attribuer la pigmentation de la peau et les coups de soleil, qui s'attrapent si facilement à la mer, même à l'ombre, et qui peuvent aller jusqu'à la brûlure du deuxième degré, sans que l'intéressé ressente autre chose qu'un peu de chaleur ou de démangeaison pendant que la décomposition cellulaire s'accomplit.

Du reste, l'horizon de la mer est presque toujours orangé ou violet et une part de la satisfaction qu'on éprouve à regarder la mer doit tenir à l'attraction qu'exercent sur notre organisme cellulaire les rayons lumineux et chimiques et à l'excitation nutritive qui en est le résultat.

5° *Par les sels* qui entrent dans sa composition : chlorure de sodium, bromures, iodures.

Le chlorure de sodium est le plus abondant. Armand Gauthier, le dosant en plein océan, à 50 kilomètres des côtes, a trouvé par une température de 15°, 0 gr. 022 par mètre cube d'air.

Sur la côte, l'abondance de ce sel varie d'après la température, le lieu, l'agitation et la direction du vent. Il sera plus rare par un vent de terre que par un vent de mer ; il sera surtout abondant par un jour de tempête. Sur le bord immédiat de la mer, la présence du sel est facilement appréciable, pour peu que la brise soit un peu forte : au bout d'une heure de promenade, en passant la langue sur les lèvres ou sur les moustaches, on a franchement un goût salé.

On trouve encore le sel à 500 mètres du rivage, lorsqu'il n'y a pas d'interposition de maisons ou d'obstacles naturels : d'où cette conclusion émise par beaucoup d'auteurs, et qui me paraît exagérée, que l'influence de la mer peut être encore curative à cette distance.

On a voulu faire jouer au chlorure de sodium un rôle actif soit dans la guérison, soit dans l'aggravation de certaines maladies, entre autres la tuberculose pulmonaire. En fait, ce rôle me paraît douteux parce que la quantité de chlorure de sodium contenu dans l'air marin est trop peu considérable pour être, à elle seule, capable d'influencer l'évolution d'une maladie ; parce que, d'autre part, les cristaux de ce sel ne dépassent pas les premières voies aériennes supérieures. Il n'y a que dans les fosses nasales que l'aspiration du sel peut avoir une influence topique ; il provoque un écoulement de mucus assez abondant et qui oblige à se moucher plus souvent, cette hypersécrétion, à laquelle participe aussi, il est vrai, la fraîcheur de la brise, modifie de façon sensible les rhinités purulentes, particulièrement l'ozène.

Comme effet général, son rôle ne peut pas être distingué de celui des autres corps qui donnent à l'air marin son action tonique, il s'ajoute à celui des iodures, des bromures, de l'ozone, etc.

Iodures. — L'iode se trouve dans l'eau de mer et par suite dans l'air où il est pulvérisé, sous forme d'iodures et d'iodates solubles et sous formes de composés organiques (poussière, algues, spores, etc.) insolubles dans l'eau. La quantité est minime : 1/80 à 1/200 de milligramme par mètre cube d'après Chatin, environ 0.062 de milligramme par mètre cube d'après Duphil, d'Arcachon.

Des bromures s'y trouvent également en quantité inappréciable.

L'ozone est plus abondant dans l'air marin que dans l'air des villes. Il est aussi très abondant dans la campagne, surtout dans le voisinage des forêts.

Son rôle n'est pas encore sûrement déterminé. Il contribue certainement à purifier l'atmosphère et probablement à accroître les oxydations organiques.

A ces influences plus ou moins actives s'en ajoutent d'autres de nature encore plus indéterminée mais qu'il convient de signaler : telles, le mouvement de la mer, le bruit de la mer qui me paraissent avait une action sédative; car les nerfs se détendent au murmure des flots.

Telle aussi la phosphorescence. Par certaines nuits clair-obscures, peu étoilées, sans lune, après des journées chaudes, on voit de la rencontre des vagues, du choc des lames sur les bancs de sable, sur les bateaux, surgir des vapeurs phosphorescentes, couronnant la crête des vagues d'immenses feux follets, tantôt isolés, paraissant comme des fusées pour s'évanouir aussitôt, tantôt illuminant d'un coup la mer de lumière bleuâtre. Le sable en est imprégné comme la mer ; il suffit de frapper du pied pour faire jaillir des vapeurs bleues ; de jeter au loin une poignée d'eau de mer pour la voir retomber en gouttelettes de feu. Le phénomène est dû aux milliards d'animalcules ou de débris de corps organiques que les vapeurs roulent avec elles.

A quelle distance cette action se fait-elle sentir ?

Les avis diffèrent beaucoup là-dessus : à 1.000 mètres pour les uns, à 500, à 300 pour les autres. Par les temps de tempête on trouve dans l'air des cristaux de chlorure de sodium à 1.000 mètres ; par les temps calmes, on en trouve encore à 300 mètres quand il n'y a pas d'interposition d'obstacles, maisons, dunes, forêts, etc.

Je crois qu'il faut distinguer dans l'air marin deux choses : les qualités physiques (pression, densité, vents, lumière, etc.) et les qualités chimiques (sels, ozone et cette chose vague qu'on appelle odeur des marées). Par ses qualités physiques, la zône de l'air marin est très étendue : elle peut aller, en pays plat, et par le temps calme, jusqu'à 10 kilomètres ; en fait, elle s'étend jusqu'aux premières élévations de terrain ; mais si l'on veut pratiquer la cure de l'air marin, si l'on veut respirer cet air avec toutes ses qualités physiques et chimiques, je crois qu'il faut se tenir à la limite même des flots, à moins de 20 mètres du flux ou du reflux, sur la zône où se sent l'odeur de marée ; à 50 mètres du flux, par les temps calmes, l'odeur de marée est déjà à peine perceptible.

C'est là que la pulvérisation de l'eau de mer est à son maximum, c'est là seulement qu'on peut l'absorber avec tous ses éléments réduits à l'état moléculaire

BAINS DE MER

Pour apprécier les effets des bains de mer, il faut tenir compte de tous les facteurs qui entrent en jeu et qui sont :

1° *La minéralisation de l'eau de mer :*

Variant, suivant la mer, les latitudes, l'endroit de la prise d'eau, l'eau de mer contient environ 33 grammes de sels par litre. Voici, à titre d'indication, la composition moyenne de l'eau de l'Océan :

Chlorure de sodium	27 70
Chlorure de magnésium	2 90
Sulfate de magnésie	2 46
Sulfate de chaux	1 21
Carbonate de chaux et de magnésie	0 13

L'analyse y décèle en plus du bromure, des iodures et comme gaz, de l'oxygène, de l'acide carbonique et de l'hydrogène sulfuré, ce dernier, dans le voisinage des fleuves côtiers seulement.

Le goût nauséabond, l'odeur spéciale de l'eau de mer sont dus en même temps qu'à ces sels à une matière amorphe, sorte de mucus marin, que Bory de Saint-Vincent a appelé les « mucosités » de la mer. Ces mucosités laissent, après le bain, la peau onctueuse, comme si elle avait été frictionnée à la glycérine. Elles rendent également l'eau de mer mise en bouteille éminemment putrescible, malgré sa minéralisation ; non bouillie, elle se corrompt au bout de deux jours.

La densité est environ 1.0209. Elle a sur le corps les effets suivants : de prolonger, pendant le bain, la sensation de froid, le corps ayant plus de peine à réchauffer la masse de liquide en contact avec lui, de rendre plus faciles les mouvements de natation, de favoriser en conséquence le double massage actif et passif du baigneur à la vague et de la vague au baigneur ; de faciliter, mais seulement dans des bains prolongés et lorsque la peau est suffisamment décapée, la pénétration des sels marins dans l'organisme.

L'eau de mer est, en hiver, plus chaude, en été plus froide que l'air ambiant. En raison de sa densité, elle met plus de temps à s'échauffer que l'eau douce, mais elle conserve plus longtemps la chaleur acquise.

Comme les bains de mer ne se prennent qu'en été, c'est seulement la température de l'été qui nous intéresse :

Elle varie un peu suivant les latitudes :

Mer du Nord	15 à 20°
Manche	18 à 22°

Océan	22 à 23°
Méditerranée	22 à 27°

Elle est légèrement plus chaude de midi à 6 heures et à marée montante. Elle subit à peine le contre-coup des conditions atmosphériques du jour. La température aérienne peut varier d'un jour à l'autre de 5 à 10° ; la température de la mer varie tout au plus dans des temps extrêmes, d'un degré par 24 heures.

Aussi le bain est d'autant plus agréable que la température aérienne est plus refroidie.

Le troisième facteur qui entre en jeu, le plus important peut-être, celui de tous qui donne au bain de mer son individualité propre qu'on ne peut artificiellement remplacer, c'est la vague : « La mer qui déferle, dit Cazin, est la plus efficace des douches, c'est la moins répulsive des manœuvres hydrothérapiques. Par leurs flagellations, leurs chocs répétés, leurs frottements, leurs soulèvements en masse, les vagues produisent sur le corps une sorte d'exercice passif, un véritable massage. »

Le frottement de l'eau se double de celui du sable en suspension dans l'eau, action dont il faut aussi tenir compte.

La réunion de ces facteurs a pour premier effet la soustraction de calorique et le refoulement du sang de la périphérie au centre.

Le bain court, le bain de cinq minutes, élève la température centrale ; il abaisse la température périphérique.

Le bain long, le bain de 15 à 25 minutes, abaisse la température centrale après l'avoir élevée au début. Cet abaissement peut durer suivant la force des sujets de une à plusieurs heures après le bain.

Chez les sujets vigoureux et chez les sujets entraînés, le relèvement de la température est immédiat : elle peut dépasser de 0°5 le chiffre physiologique.

Le nombre des pulsations augmente et la pression sanguine diminue. Les échanges généraux de même que les échanges respiratoires sont sensiblement accrus ; on note une plus grande élimination d'acide urique et d'acide carbonique et une plus grande absorption d'oxygène.

Les effets ne se produisent qu'avec le bain froid : les bains de mer chauds ne changent pas d'une façon appréciable le chiffre des échanges. Le refroidissement est donc la condition nécessaire de la stimulation des actes organiques. A cette action s'ajoutent, nous l'avons dit, celles de la vague et des sels qui, d'une part, prolongent l'action du froid et, d'autre part, favorisent la réaction en excitant le système nerveux cutané.

En fait, ces actions et réactions sont aisément perçues par le baigneur. En entrant dans l'eau, il éprouve un frisson, une sorte de contraction de tout son corps, pendant laquelle le sang est refoulé de la péréphérie au centre ; le frottement de la vague les exercices musculaires auxquels se livre le baigneur dissipent assez vite cette impression purement nerveuse, et si le bain n'est pas trop long, si le baigneur sort de l'eau avant le retour du second frisson, dû, ce dernier, au refroidissement réel, il éprouve une sensation de grand bien-être en même temps que le sang revient du centre à la périphérie, et que la peau se colore d'une vive rougeur.

Etat électrique (?) Faut-il ajouter à cet ensemble d'actions et de réactions un état électrique spécial de la mer ? un échange d'effluves électriques entre le corps du baigneur et la mer ? L'hypothèse a été émise mais non démontrée. En fait, la brièveté ordinaire du bain doit réduire à peu de chose ce dégagement électrique, si toutefois il existe.

PRÉCAUTIONS A PRENDRE AVANT, PENDANT, APRÈS LE BAIN

Avant le bain. — Ne pas se baigner sans l'autorisation du médecin ; attendre que la digestion soit faite : environ trois heures après le repas.

Se baigner de préférence à marée haute, l'eau est plus chaude, les vagues ont plus de force, la mer est plus sûre. Si le baigneur perd pied, les courants le poussent vers le rivage, à marée basse, ils l'entraînent au large. C'est à marée basse que se produisent presque toujours les accidents.

Il faut aller au bain sans avoir ni trop chaud, ni trop froid ; il ne faut pas courir. Si l'air est frais, marchez d'un pas rapide sans trop vous presser ; si vous transpirez, attendez que la transpiration soit passée. Les heures les plus favorables sont, le matin de dix heures à midi ; le soir de quatre à sept heures. Le bain au saut du lit est très tonique ; il convient surtout aux baigneurs robustes ou acclimatés. On peut se baigner par tous les temps, sauf par la tempête ; par le mauvais temps, la mer paraît plus chaude ; car sa température ne suivant pas les variations quotidiennes de l'atmosphère, est constante pour une même période de l'année.

Avant de se baigner, il est préférable d'attendre d'être un peu acclimaté : environ huit jours.

Le choix d'un guide-baigneur est à conseiller aux enfants, aux femmes nerveuses, aux neurasthéniques, aux vieillards, aux adultes sujets aux défaillances.

Pendant le bain — La différence de température, la densité de l'eau de mer, le mouvement de la vague provoquent un saisissement particulier, un frisson, accompagné, chez les personnes nerveuses, d'un sentiment d'angoisse assez pénible.

On l'atténue en plongeant hardiment tête première ; en se jetant de suite au-devant d'une vague ; en se livrant à des mouvements de natation.

A ce frisson qui dure quelques secondes succède la réaction de chaleur ; le corps d'abord engourdi retrouve sa souplesse ; la respiration devient plus large ; le cœur bat plus vite ; la peau se colore. On peut rester dans le bain tant que dure cette sensation de bien-être. Elle est plus ou moins longue suivant la vigueur ou l'accoutumance du baigneur, la disposition du moment, la température et le mouvement de la mer, etc.

Après le bain.— Il faut sortir de l'eau avant le frisson secondaire, quand on le sent venir. Ce frisson est plus long et plus fort que le frisson du début. Le baigneur grelotte ; il claque des dents ; la peau est marbrée et contractée en chair de poule. Chez la plupart des baigneurs la réaction se fait vite, sans besoin de soins particuliers. Chez d'autres, principalement chez des enfants, il faut l'activer par un bain de pieds chaud ou par une infusion ou par une marche accélérée de quelques centaines de mètres.

Comme le bain laisse après lui une courbature générale qui peut aller jusqu'au *brisement des membres*, chez les sujets nerveux, il est bon de prendre à la suite quelques instants de repos, puis, si possible, sur les sables secs et chauds.

Durée du bain. — Le bain de mer, comme tous les bains froids, doit être court.

Chez l'enfant : Pas de bains pour les enfants âgés de moins de 3 ans.

De 3 à 5 ans : *Three dips and out*, trois plongeons et dehors.

Après 5 ans, un bain d'autant de minutes que d'années.

Chez les adultes : le bain de 15 minutes, suivant leur force, leur âge, leur accoutumance de l'eau, beaucoup de baigneurs prolongent bien au-delà de cette limite la durée de leur bain.

Il y en a qui peuvent se baigner une heure et plus impunément, mais lorsqu'ils sont entraînés. Des baigneurs inexpérimentés feront bien de se contenter du bain d'un quart d'heure.

Chez le vieillard.— En raison de la fragilité de leurs artères et de la réaction plus lente de leurs nerfs, les vieillards sont aussi sensibles au froid que les enfants, mais pour d'autres raisons. Ils auront à se méfier des congestions cérébrales et autres. Un bain de 5 minutes doit leur suffire et encore sur l'autorisation du médecin.

Chez la femme.— La femme forte, saine, très

équilibrée, indemne de toute affection génitale, peut se baigner comme l'homme avec les mêmes risques et profits. Elle en abuse parfois ; et quand elle en perd l'appétit et le sommeil, elle devrait s'en prendre plutôt à son imprudence qu'aux bains.

Les lésions génitales contre-indiquent les bains ; mais les bains ont une influence régulatrice remarquable sur les menstrues irrégulières, soit qu'elles soient trop fréquentes ou trop rares. Dans des cas exceptionnels, le médecin pourra permettre le bain pendant les règles. Bien que les matelotes, habituées à l'eau froide, n'éprouvent aucun dommage de se tremper dans la mer dans cette position, il serait peut-être imprudent de la part des baigneuses des villes et de la campagne de les imiter.

Nombre de bains dans une saison.— On peut commencer les bains dès que la température de la mer atteint 15° centigrades. Suivant les saisons on peut se baigner dès juin ou dès juillet.

Le docteur Perrochaud faisait baigner les enfants jusqu'à deux fois par jour. Le docteur Cazin se contentait du bain quotidien. Le bain quotidien est même de trop, au moins chez les enfants, surtout s'ils font un long séjour. Je leur prescris un jour de repos alternant avec un jour de bain. Le bain à jour alterné ne produit pas chez eux l'amaigrissement qu'amène le bain quotidien.

Cette règle n'est pas applicable à ceux qui font un séjour de moins de deux mois et à ceux que leur vigueur et leur entraînement mettent au-dessus de cette élémentaire prudence.

Pour tirer d'une saison à la mer son plein effet, il faut compter environ deux mois de séjour et 30 à 40 bains.

A quels signes reconnaît-on que les bains de mer sont contraires ?

En dehors des lésions organiques qui constituent des contre-indications formelles, les gens d'ordinaire bien portants reconnaîtront que les bains leur sont contraires ou qu'ils abusent soit de la durée, soit de la fréquence des bains, aux signes suivants :

Le frisson initial se prolonge au-delà des quelques secondes de durée ordinaire ; le frisson secondaire les surprend au bout de quelques minutes qu'ils sont dans l'eau ; sortis de l'eau ils arrivent difficilement à se réchauffer ; toute la journée, ils conservent un sentiment de lassitude ; l'appétit est diminué quand il devrait être augmenté ; le sommeil est moins bon que d'habitude ; il est troublé par des cauchemars, on maigrit à vue d'œil en même temps que les forces diminuent ; le visage prend une teinte terreuse.

Les Bains de bâches. — Les marins appellent « bâches » les relais d'eau que la mer descendante laisse entre deux bancs de sable.

L'eau des bâches est chaude et stagnante. Il en est de plus ou moins profondes ; dans les unes, l'eau monte aux chevilles ; dans les autres, elle dépasse les genoux.

Elles font le bonheur des enfants qui peuvent y barboter de longues heures à pêcher la crevette ; elles conviennent surtout aux jeunes enfants trop faibles ou trop jeunes pour supporter le bain à la lame ; aux nerveux dont on ne peut vaincre la peur insurmontable que leur inspire la mer. C'est un bain de transition entre le bain en baignoire et le bain en pleine mer ; c'est le bain de choix des jeunes rachitiques.

Par endroit, les bâches d'apparence si calme peuvent constituer un danger à l'heure de la marée. La mer qui monte les envahit les premières et entoure comme dans un îlot les promeneurs inattentifs isolés en avant sur le banc de sable. Ils ne s'échappent souvent qu'au prix d'un bain forcé. A l'heure du bain, il faut se rappeler ces ondulations sablonneuses pour ne pas s'égarer trop loin. Parfois il suffit d'un pas pour aller d'un banc sur un fond, pour avoir de l'eau depuis les genoux jusque par dessus la tête. En principe le pied ne doit jamais perdre le contact du sol.

DES BAINS DE SABLE

La plage de Berck est faite de sable fin. Pas un rocher, pas un galet. On y distingue deux zônes : le sable humide et le sable sec. Le sable que la marée couvre et découvre est ferme, uni comme une allée. Sans crainte d'enfoncer, les voitures y roulent avec leurs malades, les cyclistes avec leur machine, les cavaliers y font leur promenade matinale ; les amateurs de croquet, de tennis, de foot-ball y installent leurs jeux : la plage est assez vaste pour que tout le monde y soit à l'aise. Il offre également aux jeunes rachitiques, aux coxalgiques guéris un sol éminemment apte à aider leurs premiers pas hésitants.

C'est là sur cette allée naturelle, large de plus de 200 mètres à marée basse, qu'il faut aller respirer en quelque sorte à l'état naissant l'air de la mer. C'est là qu'on le respire avec tous ses principes : sels, ozone, iode, brôme et ce quelque chose d'indéfini qui est l'odeur de marée : c'est dans cette *atmosphère de cure* où dans les fortes chaleurs, la brise est d'une fraîcheur exquise, que doivent se tenir les malades dans leur voitures, les anémiques, les chlorotiques, tous les déprimés, tous ceux qu'ont épuisés la maladie, les chagrins, les affaires, l'excès des plaisirs, du travail ou de la vie mondaine.

En arrière du sable humide, devant les châlets de première ligne, est la laisse des sables secs que la mer ne mouille plus, large d'environ 50 mètres, dont les avantages, pour une plage hospitalière comme celle de Berk, ne sont pas moins précieux. C'est un sable sec et mouvant, si fin, que la main qui se ferme n'en peut retenir un grain, matelas naturel, moelleux et chaud, sur lequel aiment se rouler les baigneurs adultes durant leurs paresseuses siestes d'été ; où jouent les jeunes malades qui ne peuvent pas aller en voiture ; et ceux qui toussent pour lesquels on craint l'humidité du sable mouillé par la mer ; et les pauvres paralytiques qui exercent leurs forces à y faire des trous ; et les bébés qu'on n'ose aventurer au large de la plage et les convalescents qui redoutent la migraine que leur donne la brise trop forte ; et les neurasthéniques auxquels le voisinage trop proche des flots donne le vertige ou serre les tempes ; et tous les enfants atteints d'un catarrhe du nez, des oreilles ou de la gorge, dont les muqueuses sèches à merveille sous l'action de l'air sec et chaud qui se dégage des sables.

Nul endroit n'est plus propice pour réaliser au naturel la cure d'air chaud.

La réverbération du sable présente quelques inconvénients ; elle fatigue les yeux, d'où le port presque obligatoire de verres fumés pour ceux qui ont les yeux sensibles. Elle multiplie les risques des coups de soleils : d'où la nécessité de se tenir à l'ombre d'un parasol, d'une cabine ou d'un bateau.

La chaleur des sables marins pendant l'été, les sels dont ils sont imprégnés ont donné, à la plupart des médecins maritimes, l'idée de s'en servir au point de vue thérapeutique sous forme de bains de sable.

On procède de la manière suivante : on fait dans le sable un trou ou une rigole de la dimension du membre ; on attend que la place soit bien chauffée par le soleil ; puis on y étend le membre malade que l'on recouvre entièrement de sable. Au bout de quelques minutes, de 5 à 10, selon la température qu'il fait, le malade éprouve dans son membre ensablé une chaleur très vive et des picotements qui indiquent que le bain a produit l'effet cherché : une forte révulsion.

Les tumeurs blanches, indolores, les plaies atones (qu'on isole par un léger pansement protecteur) les paralysies infantiles, les vieilles douleurs articulaires etc., en retireraient, au dire des anciens auteurs, un bénéfice réel. Le docteur Cazin avait eu pourtant autant à s'en plaindre qu'à s'en louer, il les considérait comme un adjuvant médiocrement efficace.

J'en ai fait l'essai à mon tour. Ils ne m'ont rien donné dans la tuberculose osseuse ; ils ont eu plus d'effet dans la paralysie infantile. J'ai connu un enfant qui dût à ce procédé thérapeutique le réveil de sa jambe droite paralysée, que trois années d'électricité n'avait pu tirer de son inertie. J'attribue une bonne part des résultats parfois surprenants que certains paralytiques retirent d'une saison à la mer, à l'espèce de massage et à l'excitation que le frottement du sable imprégné de sels exercent sur la peau.

ACCLIMATEMENT

La différence de température et de pression barométrique, la vivacité de l'air imposent au baigneur qui arrive à la mer certaines précautions dont l'inobservance peut compromettre le bénéfice de son séjour.

Vêtements. — La première précaution à prendre est de mettre un vêtement de plus ou un vêtement plus chaud. Pendant l'été l'air marin est plus frais que celui du continent ; il est surtout plus frais à la chute du jour et quand s'élèvent les brises de terre ou de mer. De plus l'atmosphère marine est sujette à de plus grandes variations que l'atmosphère terrestre ; c'est pourquoi il est utile de porter en tout temps des vêtements de laine. La coiffure mérite également une attention spéciale, à cause de l'ardente luminosité des plages et des coups de soleil quelle provoque. La meilleure est celle qui garantit le mieux la figure, par conséquent le chapeau à large bords.

Fréquentation de la plage. — Il est de règle de ne pas s'installer sur la plage dès l'arrivée : il faut attendre 4 ou 5 jours : cette règle s'applique plus spécialement aux enfants et aux personnes nerveuses. Le premier jour on se promènera dans les rues de la ville, et s'il fait beau, on ira voir la mer seulement, le deuxième, on passera sur les sables secs une heure ou deux. Le troisième, on pourra passer deux heures au bord des flots. Le quatrième, on passera deux heures sur les sables secs et deux heures au bord des flots.

Le cinquième, à moins de contre indication, on pourra séjourner sur la plage.

On commencera les bains dès la semaine suivante.

L'appétit. — Le premier effet de la mer est d'augmenter l'appétit. Le baigneur comme l'ascensionniste de montagne est saisi de fringale ; il éprouve tout le jour le besoin de manger, et à chaque repas il mange double : c'est un plaisir sans pareil pour ceux qui depuis longtemps ne connaissent plus la sensation de la faim. Mais ce plaisir doit être ménagé : si l'on mange à sa faim, si l'on mange de trop, comme il y a disproportion entre la capacité digestive de l'estomac et l'intensité de la faim, la plénitude ne tarde guère à se faire sentir, on fait de l'embarras gastrique.

Fièvre de mer. — C'est à cet embarras gastrique résultant d'un excès de nourriture, de la fatigue occasionnée par la vivacité de l'air, l'abus des jeux, des promenades, des nuits passées au casino que Cazin avec d'autres avait donné le nom de *fièvre de mer*. Après la première ou la deuxième ou la troisième semaine de séjour un enfant (car c'est généralement aux enfants que l'accident arrive) jusque-là bien portant est pris, au retour de la plage le plus souvent, de mal de tête et d'une fièvre de 39° à 41°. Si c'est la nuit, il a des cauchemars et des hallucinations. La langue est blanche, l'haleine forte, l'abattement grand. Avec un purgatif, un jour de diète et de repos, tout rentre dans l'ordre.

Chez l'adulte, la fièvre de mer ou plutôt la

fatigue de mer donne simplement de l'inappétence et de l'insomnie.

Il est bon de mesurer son appétit au début ; il est utile de se purger après une semaine ou deux de séjour ; il est indispensable de faire de longues nuits.

Engraissement rapide, amaigrissement éloigné. — A la mer on engraisse ou on maigrit très vite. Rares sont ceux qui gardent leur performance habituelle. L'engraissement est rapide ; il est manifeste d'un jour à l'autre. En même temps le visage se colore et se hâle l'enfant devient plus turbulent, plus joueur ; la nuit, il dort comme un plomb. A chaque pesée, il augmente sensiblement de poids, et par bonds parfois prodigieux. L'augmentation est progressive pendant 3, 4, 6 mois, quelquefois davantage. Généralement elle s'arrête après le troisième mois ; et l'enfant reprend exactement la mine qu'il eût eue s'il n'avait pas été malade, celle qu'il doit conserver en état de santé. Il ne faudrait pas en conclure que la mer a cessé de faire du bien, ou qu'elle n'a plus d'action ; son action est devenue plus régulière, voilà tout. Certains maigrissent après avoir engraissé ; d'autres, au contraire, maigrissent d'abord et engraissent ensuite. Les premiers devront changer de climat, choisir un climat plus sédatif, une campagne bien abritée contre les vents de préférence. Pour les seconds, on attendra la fin du premier mois de séjour ; il est fréquent de les voir réengraisser, la crise déterminée par l'acclimatement une fois terminée. Si l'amaigrissement se prolonge, il faudra aussi les envoyer à la campagne.

Je suis assez partisan des séjours *successifs* à la mer. Je garde le malade tant que l'augmentation de poids suit une courbe régulière. Puis quand la courbe fléchit ou quelle reste simplement stationnaire, je lui conseille soit de rentrer chez lui, si c'est au printemps (au printemps, en France, tous les pays sont beaux) soit d'aller à la campagne, d'y rester tant que l'appétit sera bon et de revenir à la mer quand l'appétit commencera à baisser.

Chaque retour à la mer provoque régulièrement une recrudescence d'appétit et une stimulation physiologique, à la suite desquelles l'organisme finit par prendre le dessus. Je me suis toujours bien trouvé de ces changements d'air successifs.

Généralités sur les indications et les contre-indications du traitement marin

Jusqu'aux récents travaux d'Albert Robin, exposés magistralement au congrès de Thalassothérapie de Biarritz en 1903, on manquaît de base scientifique pour établir les indications et les contre-indications du traitement marin. On n'avait d'autre règle que l'observation empirique toujours sujette à l'erreur. Sur certaines questions, et des plus importantes, telles que la tuberculose pulmonaire, des auteurs préconisaient la mer, tandis que d'autres, non moins nombreux, la déconseillaient non moins vivement. Même incertitude au sujet des nerveux etc...

Comment et à quels signes reconnaitre que tel sujet, que telle forme de maladie rélèvent ou non de la mer ? A l'étude des échanges respiratoires, nous enseigne Robin. Si les échanges sont bas, et, pour parler cliniquement, si la température du sujet est normale ou plutôt légèrement au-dessous de la normale, la mer lui sera favorable quelle que soit la maladie dont il est atteint ; si les échanges sont élevés, si la température se tient habituellement au-dessus de 37° ce qui est le cas de beaucoup de prétuberculeux, le séjour de la mer sera pernicieux, à moins que cette élévation des échanges ne soit accidentelle, due à un surmenage passager et transitoire, auquel cas, le repos à la mer, tonique et sédatif, remettra les choses en état en abaissant au contraire le taux des échanges.

En principe on ne devrait donc se rendre à la mer qu'après analyse faite de ses échanges nutritifs. Pratiquement ce serait difficile à réaliser. Je ne vois pas nos Parisiens se rendant un par un chez le pharmacien pour se faire analyser leurs échanges avant de prendre leur billet de départ. Ce qui n'a pas une grande importance pour les bien-portants peut en prendre une sérieuse pour les malades et surtout pour les candidats à l'une des maladies suivantes : tuberculose, arthritisme, goutte, anémie, chlorose, dyspepsie, hystérie, neurasthénie, etc. De la connaissance exacte de leurs échanges peuvent résulter des indications très utiles pour le médecin qui, l'analyse en main, pourra plus utilement les orienter sur une plage de préférence à telle autre ou du côté de la campagne plutôt que vers la mer.

Chemin faisant, dans le chapitre qui va suivre, je donnerai un court aperçu des maladies qui relèvent de la mer et plus spécialement de celles qui viennent chercher à Berck leur guérison ; je dirai le bien et le mal que le malade en retire et je parlerai de la technique qu'ils doivent suivre ; je m'étendrai un peu plus longuement sur les affections relatives à l'orthopédie, spécialité du pays.

DEUXIÈME PARTIE

Généralités sur le traitement des tumeurs blanches.

L'avantage qu'il y a à traiter un malade atteint de tumeur blanche au bord de la mer est aujourd'hui tellement reconnu, tellement incontestable que je ne prendrai pas la peine d'insister. Je dirai seulement que les études récentes sur les échanges organiques, sur les températures hautes et basses des sujets bacillaires, confirment les observations empiriques des anciens qui avaient reconnu que la mer convenait essentiellement aux scrofuleux (lisez tuberculoses torpides), mais qu'elle ne convenait pas aux phtisiques (lisez tuberculoses eréthiques). La mer dispense le malade de tout médicament. Il mange, il digère, que faut-il de plus ? Ce n'est qu'à titre exceptionnel qu'on donne à des malades exceptionnellement atteints un peu d'arsenic ou de quinquina ou d'huile de foie de morue ou qu'on tâche de le suralimenter pour l'aider dans certains passages difficiles.

La conséquence du rétablissement de l'état général est d'arrêter net ou de réduire à l'extrême benignité les progrès de la tuberculose, c'est de bloquer l'ennemi dans le réduit qu'il s'est choisi. C'est aussi là qu'il faut le détruire, et c'est au médecin de compléter l'œuvre de la mer. Par quels moyens ?

Le mal est à son début. Supposons une coxalgie, âgée de quelques semaines, se révèlant par une légère boîterie, quelques douleurs, de la limitation dans les mouvements, mais sans tendance à prendre une mauvaise attitude. Le repos simple, le repos horizontal sur gouttière, suffira au traitement. On donnera des béquilles au malade pour lui permettre de se déplacer une heure ou deux par jour ; on attendra, pour imposer un traitement plus sévère, que d'autres complications se présentent. Chez des malades un peu âgés, ces complications sont rares ; quand ils ont compris la nécessité de rester immobiles, ils y restent ; ils attendent leur guérison qui viendra, en temps voulu, au bout de deux ans en moyenne, mais qui se fera, dans bien des cas, sans ankylose, sans atrophie musculaire, avec l'intégrité des mouvements. Chez les enfants comme aussi chez les personnes plus âgées mais remuantes, le repos simple est insuffisant. Il faut y joindre la contention. On a le choix entre l'extension continue et l'appareil plâtré. Avec l'extension, il faut rester couché ; avec le plâtre, on peut aller et venir au moins quelques heures par jour. L'extension et le repos au lit exigent une surveillance constante, rarement bien faite, quand ce n'est pas par la maman en personne ; avec le plâtre, une surveillance stricte est moins nécessaire. Il faut seulement s'inquiéter des escharres. L'extension ménage mieux la peau et les muscles que le plâtre. Mais le plâtre donnant plus de sécurité orthopédique, je préfère le plâtre.

Il faut apporter un grand soin à la confection de l'appareil plâtré. Il est de même importance pour nous, chirurgiens orthopédistes, que la scrupuleuseasepsie pour les chirurgiens laparatomistes ; autrefois les chirurgiens qui se hasardaient à ouvrir le ventre perdaient leurs malades faute de propreté ; aujourd'hui, les chirurgiens qui, retirent de leurs appareils des membres déviés ou le corps en mauvais état doivent s'en prendre à eux, à leur manière de faire trop hâtive, à leur dédain d'un travail manuel qu'ils trouvent trop infime, qu'ils laissent volontiers à leurs aides, qui le traitent trop souvent avec la dernière désinvolture. Le plâtre rend ce qu'on lui donne : comme c'est à peu près notre seul moyen d'action, nous devons y apporter tous nos soins. Un bon appareil doit être appliqué sans ouate, sur simple interposition de jersey ou à défaut d'une légère couche de coton ; il doit modeler les creux et les saillies comme le fait le modelage d'un sculpteur, sans plis, ni pression, les bandes étant déroulées l'une sur l'autre et collées à la main qui les façonne sur les reliefs du membre.

Le plâtre est renouvelé tous les trois ou quatre mois. D'un plâtre à l'autre, j'attends une dizaine de jours que j'emploie à pratiquer sur le membre malade un léger massage à la vaseline suivie d'une friction à l'eau de cologne, ceci, afin de stimuler un peu la nutrition de la peau et des muscles.

Je cesse de renouveler le plâtre sitôt qu'ont disparu la douleur et la tendance à la mauvaise attitude : deux ou trois plâtres suffisent parfois à procurer ce résultat ; la maladie s'achève ensuite dans le repos simple pour le plus grand profit des muscles et des mouvements.

Un degré de plus, c'est la coxalgie en mauvaise attitude, avec la hanche raide, mais sans ankylose.

Il faut redresser le membre et le fixer en bonne attitude.

Deux moyens : ou l'extension continue avec des poids ; ou la rectitude sous chloroforme. Ils sont aussi bons l'un que l'autre. J'emploie l'extension lorsque la contraction musculaire qui tient la hanche raide se complique de vives douleurs et d'un état inflammatoire aigu de l'articulation : j'emploie l'anesthésie, lorsque la période de douleurs est passée.

Il faut rarement espérer de la coxalgie qui arrive de suite aux mauvaises attitudes, les mêmes résultats heureux que de la forme précédente. Plus souvent elle aboutit à l'abcès et à l'ankylose osseuse. La durée est aussi plus grande.

L'abcès froid, tout à fait froid, ne mérite pas la mauvaise réputation qui lui a été faite et qui remonte au temps où il était traité par l'incision au bistouri. Il est de notion courante aujourd'hui qu'il faut respecter les tuberculoses fermées. On peut toujours répondre d'une tuberculose fermée ; on peut moins répondre d'une tuberculose ouverte. En présence d'un abcès froid, profondément situé, sans tendance à une progression rapide, le mieux est de s'abstenir. Si l'on a fait une bonne immobilisation, le pus, produit naturel de la fonte de fongosités, ne tarde pas à se résorber. Si par suite de manœuvres intempestives, marche trop tôt, massage, électricité, mobilisation manuelle ou instrumentale, l'abcès s'est réchauffé, s'il est perceptible sous la peau, il faut intervenir.

L'intervention comprend deux actes : la ponction et les injections modificatrices, précédés d'un troisième de haute importance: l'asepsie rigoureuse de la peau. La ponction se pratique avec une aiguille de grosseur moyenne, autant que possible en peau saine, et sur le point le plus fluctuant. Je ne la fais suivre ni d'aspiration, ni d'expression de la poche. Je prends le pus tel qu'il vient. S'il ne sort pas du tout, j'injecte une certaine quantité d'éther iodoformé qui le pousse à sortir ou qui prépare sa liquéfaction pour la ponction prochaine.

Je renouvelle la ponction une ou deux fois par semaine, suivant la reproduction plus ou moins rapide de pus, en ayant soin de ne jamais repasser deux fois de suite dans le même trou. Dans les ponctions rares, je ne fais ordinairement pas d'injection ; dans les ponctions fréquentes, j'en fais à peu près toujours : comme liquide modificateur, mon préféré, c'est le mélange de Desesquelle : le naphtol camphré iodoformé au quinzième. Mais j'ai aussi souvent recouru à l'eau oxygénée, à l'huile d'olive créosotée et iodoformée, au chlorure de zinc au vingtième ; à l'éther iodoformée à 5 0/0.

Comme la poche de l'abcès est généralement en communication avec le foyer osseux, les antiseptiques injectés agissent nécessairement sur lui ; aussi dans bien des cas, les coxalgies avec abcès, traitées par les injections, guérissent plus vite que les coxalgies sèches, traitées par le repos simple.

Une ponction faite trop tardivement, une piqûre sale, une infection scondaire provenant d'une maladie intercurrente : grippe, rougeole, scarlatine, etc., peuvent transformer l'abcès froid ou réchauffé en abcès chaud. Pour l'abcès chaud, c'est l'incision et le drainage ; mais c'est, hélas, la fistule aussi.

On peut dire de la fistule ce qu'on a dit des

otorrhées : on sait quand elle commence, on ne sait ni quand ni comment elle finira. C'est donc l'accident, la complication la plus grave des tuberculoses locales.

Toutefois, il y a une distinction à faire entre les fistules récentes et les fistules anciennes. Récentes, les fistules guérissent encore assez facilement aux conditions suivantes : qu'on use de la plus grande antisepsie, que la tuberculose soit de moyenne virulence, que le sujet ne soit pas cachectique, qu'il soit immédiatement changé de pays et transporté au bord de la mer.

Si l'on peut réduire au minimum les infections secondaires, si, d'autre part, grâce à de meilleures conditions d'hygiène, le malade peut faire un sérum plus riche, l'exaltation microbienne sera jugulée, la fistule se fermera.

Pour les vieilles fistules, le pronostic est plus grave, parce que le mal est plus invétéré : dans la généralité des cas, la tuberculose osseuse se complique de lésions d'ostéomyélite, les parois du canal fistuleux sont bourrées de fongosités, le malade fait de la fièvre et de la résorption septique, préparant de loin la dégénérescence des reins et du foie dont il mourra.

Aussi, l'important, dans les vieilles fistules, est d'assurer le drainage. Un drainage parfait met le malade à l'abri des accidents septiques. C'est un premier gain. Puis on doit améliorer les conditions d'hygiène. J'ai été témoin de nombreuses guérisons, de nombreuses oblitérations de vieilles fistules dues à ce que le malade avait pu se transporter au bord de la mer.

Les fistules entretenues par un sequestre guérissent d'ordinaire par l'ablation du sequestre et le curettage du trajet.

Le traitement direct des fistules est peu encourageant. Tous les antiseptiques y ont passé : sublimé, acide phénique, chlorure de zinc, éther, iodoforme, phénol ou thymol camphré, eau oxygénée, permanganate de potasse au 1/1000 ou à saturation ; chacun d'eux a eu son heure de célébrité tenant à la réclame que lui faisait son auteur. Pas un n'a tenu ses promesses.

L'injection modificatrice capable de tarir une fistule est encore à trouver. Les injections intra-fistulaires ne sont d'ailleurs pas sans danger. Les enfants les appréhendent. Beaucoup ne mangent pas au repas qui suit. Certaines, comme le naphtol camphré, sont dangereuses.

Presque toutes donnent quelques dixièmes de fièvre. C'est un traitement qui mérite d'être contrôlé, le thermomètre en main. J'y ai recours à de rares intervalles pour exciter de temps en temps la granulation cicatricielle ; l'abus peut précipiter la caséification bacillaire et les résorptions secondaires septiques.

L'existence d'une vieille fistule prolonge la durée de la maladie de trois à quatre ans.

Toute ostéo-arthrite fistuleuse aboutit à l'ankylose et le plus souvent à l'ankylose en mauvaise attitude.

L'ankylose en *bonne attitude* ne se touche pas : c'est le terme ultime (je ne dirai pas logique et rationnel, car je suis convaincu que traitées dès leur début et comme je l'indique, les 3/4 des ostéo-arthrites bacillaires guériraient sans ankylose) des tumeurs blanches. Il faut, dans l'état actuel des choses et des habitudes prises, se contenter de ce que le malade conserve un membre utile.

L'ankylose en *mauvaise attitude* doit être corrigée.

On la corrige sous chloroforme : par redressement manuel forcé ou par l'ostéotomie sous trachantérienne.

Le redressement manuel est brutal et parfois dangereux. Il expose à la rechute, à la réapparition des abcès, j'en ai vu de nombreux exemples.

Je préfère l'ostéotomie. La section de l'os est simple, facile, souveraine, sans danger comme sans souffrances pour l'enfant.

Dans l'une comme dans l'autre méthode, on maintient le redressement par l'appareil plâtré.

Pour pratiquer le redressement, il est préférable d'attendre que tous les symptômes de l'inflammation de l'artide soient éteints ; que les fistules soient fermées ; que la douleur ait disparu.

Pourtant il m'est arrivé, sans que j'ai eu le moins du monde à m'en repentir, de redresser des membres dans lesquels persistait une vieille petite fistule donnant de temps en temps une goutelette de pus.

Avant d'en finir avec ces généralités, je voudrais dire quelques mots des injections intra et péri-articulaires dans les *arthrites fongueuses*.

Dans les articulations facilement accessibles comme le cou-de-pied, le genou, le coude, l'épaule, etc., depuis près de cent ans, on cherche à tuer le bacille sur place. Longtemps l'éther iodoformé jouit d'une grande vogue. Puis ce fut au tour des injections sclérogènes au chlorure de zinc au 1/10 de Lannelongue de remplacer tous les autres médicaments. Le naphtol camphré mélangé ou non à l'éther iodoformé leur a fait pendant quelque temps concurrence, tant qu'il ne s'est pas montré dangereux.

Aujourd'hui, les injections sont employées par les uns et rejetées par les autres. Lannelongue et ses élèves leur sont restés fidèles ; d'autres préfèrent attendre la résolution naturelle de la fongosité en cicatrice ou pus. Au point de vue de la durée, c'est la même chose, qu'on fasse des injections ou qu'on n'en fasse pas. Au point de vue de la gravité, les arthrites injectées sont peut-être moins graves, mais je n'en suis pas bien sûr. Je suis toutefois injectionniste, non pas que je m'illusionne beaucoup sur la valeur des injections ; non pas que je n'aie regretté bien des fois de faire souffrir l'enfant pour une thérapeutique aussi incertaine, mais parce qu'il m'a semblé qu'après la destruction des fongosités, — les injections n'ayant d'effet sur elles — l'arthrite prenait une meilleure allure. Comme méthode, j'ai fait choix de la méthode suppurative, et comme liquide suppuratif, du phénol sulforiciné, que j'emploie à la dose de 4 à 5 gouttes, répétées 3 à 4 jours de suite et qui me donnent le plus beau phlegmon aseptique qu'on puisse rêver.

La *durée* d'une tumeur blanche est d'une façon générale en rapport de son traitement. Traitée selon les règles, elle guérira entre deux et quatre ans : deux ans pour le pied, le genou, et le membre supérieur ; trois ans pour la hanche ; trois à quatre ans pour le dos. Elle guérira plus tôt s'il n'y a pas de complications ; et plus tard s'il y a des abcès ou des fistules. Il y en a de durée indéfinie : dix, douze, quinze, vingt ans. Ce sont les ostéo-arthrites à rechutes ; la rechute est comme la fistule, le plus grand mal qui puisse arriver au porteur d'une tumeur blanche. Elle est presque toujours la conséquence d'une faute : massage, marche trop tôt, fatigues, mobilisation manuelle ou instrumentale. Peu de malades peuvent rester deux ans sans bouger ou sans bouger en dehors des limites du médecin. Ils ont une rechute. A peine remis, ils recommencent : autre rechute, et ainsi de suite d'améliorations passagères en rechutes graves ils en arrivent à faire durer leur maladies, le tiers, le quart, ou la moitié de leur vie.

On est sobre d'*interventions* sanglantes dans la tumeur blanche. La *résection*, si fréquente dans les premiers temps de l'antisepsie, ne se pratique pas que dans les cas exceptionnellement graves où l'existence du malade est en jeu. Les raccourcissements parfois énormes qu'elle lassait après elle l'a fait abandonner.

Mal de Pott.

On appelle en France mal de Pott, du nom du médecin anglais qui le premier a bien décrit les symptômes de cette maladie au XVIIIe siècle, la tuberculose de la colonne vertébrale.

Elle se manifeste par trois symptômes cardinaux : la gibbosité. à peu près constante ; l'abcès, très fréquent ; la paralysie, plus rare.

Gibbosité. — La gibbosité résulte de l'usure ou de la destruction d'un ou de plusieurs corps vertébraux. Elle est d'ordinaire angulaire et médiane, plus ou moins aiguë, plus ou moins arrondie, selon l'acuité ou l'ancienneté de la maladie. Des régions où elle siège, elle emprunte quelques particularités utiles à connaître. Au cou et aux reins, l'apparition du mal de Pott produit le redressement de la courbure normale : de courbes, la nuque et les reins deviennent d'abord plats ; ils ne deviennent bossus que si la carie intéresse plus ou moins la presque totalité de la colonne cervicale ou de la colonne lombaire. Le dos est au contraire la région des grandes bosses : la voussure normale, l'inclinaison naturelle des lames reposant l'une sur l'autre comme les tuiles d'un toit, le poids de la tête, des épaules, des viscères favorisent le tassement des corps vertébraux malades et par suite l'inflexion angulaire du rachis.

Plus on s'éloigne des lombes pour se rapprocher du cou, plus la bosse a tendance à grossir ; à ce point de vue, ce sont les maux de Pott dorsaux supérieurs qui sont les plus difficiles à traiter. Avant l'apparition de la bosse, la maladie se révèle d'abord par de la fatigue, une mauvaise attitude, de l'essoufflement, des douleurs parfois, de la difficulté à se baisser et à se relever. A ce tarde prégibbeux, le seul traitement rationnel est le repos horizontal soit sur le dos, soit sur le ventre. Ce traitement, suffisant pour l'adulte ou pour l'adolescent raisonnable, est insuffisant pour l'enfant en bas âge incapable de rester tranquille.

A ce dernier convient le lit plâtré : C'est un appareil plâtré ordinaire, prolongé jusqu'à l'occiput, dont on coupe la moitié antérieure, de façon à laisser libre les organes thoraciques et abdominaux, de façon à permettre tous les soins de toilette si nécessaires aux jeunes enfants.

Prolongé suffisamment et dans les meilleures conditions d'hygiène pendant deux à trois ans, le repos horizontal assure presque à coup sûr au malade une guérison parfaite, sans gibbosité si le mal est aux reins ou à la nuque, avec une gibbosité peu apparente si le mal est au dos. La marche ou un état de santé médiocre favorisent au contraire la formation rapide de la gibbosité. Sur les bosses récentes de un à deux ans, limitées à trois vertèbres au plus, le repos horizontal est encore tout puissant. Elles s'effacent merveilleusement dans le lit plâtré ; il faut six mois au plus pour les voir disparaître. La disparition est définitive si la santé reste bonne. Les bosses plus vieilles ou plus grosses sont plus résistantes. Elles ne cèdent pas au décubitus, mais elles cèdent le plus souvent en tout ou en partie à la suspension de Sayre.

Le redressement des bossus a tenté de tout temps et dans tous les pays les médecins occupés d'orthopédie. Hippocrate avait essayé, il avait échoué. D'autres, à la Renaissance et au cours des deux derniers siècles, imaginèrent des machines où le patient est figuré tiré par les quatre membres et soumis en même temps à de fortes pressions sur la gibbosité. Aucune de ces tentatives n'a eu de lendemain : ou le malade mourait ou la bosse persistait.

Sayre, en 1874, a fait faire un grand pas à la question par l'invention de la suspension verticale et du corset plâtré ! Il avait trouvé le moyen rationnel, pratique et peu dispendieux, d'immobiliser le rachis sans immobiliser l'enfant. La méthode, bien appliquée, strictement suivie dans les détails de la technique, aurait dû donner d'excellents résultats, et rendre inutiles les tentatives aussi irrationnelles que hardies de redressement brusque des gibbosités dont M. Calot entretint l'Académie de Médecine, le 22 décembre 1896. Ce traitement consistait à presser jusqu'à l'extrême limite de ses forces sur la gibbosité pottique pendant que des aides tiraient sur la tête, les bras et les membres inférieurs. Le redressement brusque ne fit pas longue fortune. Attaqué par Chipault, qui en réclamait la priorité, par Ménard, qui en démontra l'erreur de doctrine, par Monod, qui chargé par l'Académie de faire un rapport sur la question, concluait : « Non, Messieurs, en dépit de certaines affirmations qui n'ont trouvé que trop d'écho dans le public, le jour n'est pas encore venu où il n'y aura plus, la chirurgie aidant, de bossus en ce monde » — par d'autres, un peu de tous les côtés, tant à l'étranger qu'en France. Sentant qu'il était allé un peu loin, Calot faisait machine en arrière et, dès l'année suivante, en 1897, il recommande une douceur extrême ; il ne dépasse pas des tractions de 40 à 80 kilos. En 1900, Calot a reculé encore d'un pas : il en est revenu avec d'insignifiantes variantes, à la méthode de Sayre ; au même congrès, sa méthode, le redressement brusque en un temps de toutes les gibbosités, était proclamée en faillite. Elle n'avait pas tenu ses promesses. La question n'a plus qu'un intérêt purement historique et surtout local.

N'y a-t-il donc rien à faire contre la bosse ? Si J'ai dit que tout mal de Pott pris au début et rigoureusement traité devait guérir dans le plus grand nombre de cas sans laisser de difformité; il en est de même des maux de Pott qui se redressent spontanément à la suspension verticale et qui sont constitués au plus par trois vertèbres malades dont aucune n'est encore détruite. La destruction complète d'un ou de plusieurs corps vertébraux entraîne forcément une gibbosité dont la grossecr est généralement en rapport avec le nombre de vertèbres détruites; la gibbosité résulte de la reposition du fragment supérieur sur le fragment inférieur de la colonne vertébrale disloquée par le mal; elle est nécessaire à la consolidation qui ne se pourrait faire en dehors de ce mécanisme, comme l'atteste l'insuccès des tentatives de redressements brusques selon la méthode de Calot.

Mais la flexion angulaire du rachis n'est pas le seul élément constitutif de la bosse: une part de cette inflexion doit être mise sur le compte de la contractiou musculaire; la nécessité d'immobiliser le siège de son mal pour éviter la souffrance amène le patient à se tenir plié ou de travers, à supprimer la respiration costale, à remonter ses épaules, à tenir sa tête enfoncée: d'où l'aspect minable des vieux bossus, leur tête simiesque, leurs membres grêles et longs, leur respiration haletante et courte : tous symptômes d'une insuffisante hématose. On n'a pas besoin de voir le dos d'un bossu pour savoir qu'il est bossu, on le devine à son aspect général. Tous ces effets secondaires du mal de Pott peuvent être prévenus et facilement corrigés. Le service rendu sera grand ; car ils sont plus inesthétiques que la gibbosité elle-même. Ils seront prévenus et corrigés par le même moyen : par la suspension verticale et le corset plâtré d'après la méthode de Sayre, que je vais décrire en quelques lignes :

Le malade, déshabillé, est revêtu d'un jersey ou, s'il est très maigre, d'une légère couche d'ouate. On lui passe sous le menton et sous la nuque un bandage fait de deux bandes de toile disposées en 8 de chiffre, dont les chefs sont accrochés aux crochets d'une tringle en fer, reliée à un groupe de poulies ; on tire sur la corde jusqu'à ce que le malade ne repose plus sur le sol que par la pointe des pieds. Un aide tient les jambes s'il y a lieu ; un autre surveille et maintient en place normale les épaules, au besoin tire sur les bras pour les abaisser ; un troisième veille à ce que la tête soit bien sur le prolongement de l'axe du corps. Si le malade se laisse faire, s'il est tranquille, on voit, dans les gibbosités jeunes, l'inflexion angulaire se dérouler peu à peu, le dos redevenir rectiligne, en même temps que le thorax s'amplifie et que les côtes, auparavant tassées et se touchant presque, reprennent leurs intervalles normaux. Dans les gibbosités déjà anciennes, j'aide la déflexion en pressant légèrement avec mes doigts sur la bosse. Dans les gibbosités ankylosées, le gain est nul sur la bosse elle-même, il faut se contenter de la rectitude générale du sujet. Si le malade est remuant, s'il se contracte, je donne du chloroforme, au moins pour le premier appareil. L'anestésie fait cesser la contraction ; elle procure aussitôt tout le redressement que l'état des lésions peut permettre. En aucun cas, il ne faut tirer ni presser de toutes ses forces ; la rectitude qui serait la conséquence d'une dislocation du rachis ne tiendrait pas ; l'expérience est faite. Le redressement obtenu, je fais mon appareil en commençant par le bassin ; mes bandes remontent en se recouvrant des 4/5 jusqu'aux aisselles ; puis elles prennent les épaules qu'elles assujettissent en bonne attitude. Puis j'engaine le cou, la nuque et le menton ; pour éviter les plis et la constriction, je coupe la bande à chaque demi-tour ; et j'arrête l'appareil quand la nuque et le menton sont pris comme dans le creux de la main.

L'appareil fini, je coupe aux extrémités tout ce qui pourrait gêner ; je fais une grande fenêtre en avant pour dégager l'estomac et la partie inférieure du thorax ; une autre fenêtre au cou à l'endroit du cartilage hyroïde ; et je borde soigneusement la ligne mento-occipitale de façon que le cou soit pris comme dans un col d'officier dont les bords seraient légèrement évasés en plateau. La tête est assise sur le col formant corolle ; son poids ne pèse plus sur la colonne vertébrale.

Je renouvelle l'appareil tous les quatre mois environ. Le pottique plâtré jouit d'une indépendance relative ; il n'est plus esclave de la gouttière et par conséquent de sa maladie ; il peut jouer avec ses camarades, manger à table, lire et écrire. L'autorisation a pourtant des limites : elle ne dépasse pas de deux à trois heures dans la journée ; le reste du temps l'enfant doit rester couché, le repos horizontal demeurant le principe du traitement du mal de Pott.

Sayre plâtrait ses pottiques seulement jusqu'aux aisselles. C'était le défaut de sa méthode. Il n'empêchait pas les épaules de remonter, il favorisait même cette mauvaise attitude, sans le vouloir ; il ne supprimait non plus le poids de la tête. L'appareil tel que je le fais, tel que j'ai été le premier à le faire à Berck, corrige ces deux défauts de la méthode de Sayre. Le traitement du mal de Pott jusqu'alors incomplet se trouve complété par cette addition capitale. Pour les maux de Pott lombaires, mon plâtre s'arrête à la base du cou ; les épaules sont prises, mais non la nuque ni le cou.

L'une des principales objections faites au corset plâtré, c'est l'escharre. L'escharre n'avait pas pour peu contribué à l'abandon du corset de Sayre. Pour panser l'escharre, il fallait pratiquer une fenêtre à travers laquelle la bosse faisant hernie, continuait à grossir. Dans la certitude de l'escharre et pour la prévenir, des chirurgiens ouvraient, sitôt le plâtre fait, se sentant également impuissants à traiter l'escharre comme à s'opposer au grossissement de la bosse. Il faut s'attendre à l'escharre, quelque attention qu'on porte à l'appareil; il y a des peaux délicates qui ne supportent pas les frottements durs. Donc il faut savoir la traiter. Le moyen est bien simple : il consiste, après chaque pansement, à bourrer la fenêtre de bourrelets de coton qu'on fait tenir à force en passant une bande. La compression retarde la guérison mais ne l'empêche pas. Par contre la bosse est définitivement maintenue.

L'abcès. — L'abcès froid, dit encore abcès de congestion, est surtout fréquent chez les pottiques mal immobilisés au début de leur maladie. Tant qu'il est profondément situé dans la fosse illiaque, son lieu de prédilection, il est préférable de le laisser tranquille ; il se résorbe généralement tout seul par le repos et le changement d'hygiène. Si l'abcès est superficiel, presque sous la peau, s'il est, d'autre part, légèrement chaud au palper, la ponction s'impose. Elle sera faite avec des précautions antiseptiques d'usage, rigoureusement observées ; elle sera renouvelée selon les indications du cas à traiter, tantôt toutes les semaines, tantôt deux fois par semaine, exceptionnellement tous les deux jours ou tous les jours. Si le pus est pressant, les ponctions seront fréquentes ; elles seront rares si le pus est lent à se reformer. On ne se départira pas de la règle de ne pas ponctionner deux fois de suite dans le même trou. Ordinairement, je ne fais pas suivre d'injections modificatrices les premières ponctions ; car, dans la proportion d'une fois sur deux, le pus disparaît sous l'influence des ponctions seules. J'ai recours à l'injection modificatrice (eau oxygénée, éther iodoformé, ou mélange à parties égales d'éther iodoformé ou de naphtol camphré) dans les abcès très grumeleux ou dans ceux à reproduction rapide. J'évite d'en faire au contraire quand la peau de l'abcès, rouge, tendue, luisante, est en imminence de rupture. La distension produite par le liquide injecté risquerait de la faire éclater.

L'abcès extériorisé, la fistule aggrave singulièrement le pronostic du mal de Pott. Nul ne peut dire comment finira un mal de Pott ouvert au dehors. Toute fistule n'est pourtant pas mortelle. S'il en est dont on ne voit jamais la fin, il en est d'autres, les fistules récentes, survenues accidentellement chez un sujet d'ailleurs bien portant et bien immobilisé, qui guérissent assez vite, dans les délais d'une réunion par deuxième intention. La fistule s'éternise

5

surtout, se complique d'infections secondaires virulentes, de résorption de toxines, chez le pauvre malheureux qui, en raison de sa situation sociale, ne peut pas faire les frais de la réparation de sa tuberculose. Par contre j'ai vu des enfants en train de se cachectiser, qui retrouvaient à la mer, sur le compte de l'assistance publique ou privée, leur appétit ; qui avaient la chance d'engraisser rapidement et qui finissaient par fermer leur fistule. L'engraissement rapide arrête net l'évolution de la tuberculose chez l'enfant ; et quand la tuberculose s'atténue, les infections secondaires reculent et disparaissent.

En présence d'un malade fistuleux, j'ai rarement recours aux traitements locaux. Je me méfie des injections dans les fistules qui font souvent plus de mal que de bien parce qu'elles sont plus fréquemment qu'on ne pense suivies d'un mouvement fébrile. Je m'attache avant toute chose au relèvement de la santé générale de mon fistuleux. Je vise à l'engraisser ; je le suralimente par périodes ; j'use sur lui toutes les ressources des toniques. Je le fais vivre en plein air ; 8 fois pour 10 les fistules récentes ou vieilles cèdent à ce traitement général intensif.

Paralysie. — La paralysie pottique est due à la compression de la moelle épinière par des fongosités, un abcès ou plus rarement par une arête osseuse. Nous ne pouvons rien ou presque rien sur sa guérison qui est l'œuvre du temps, de la patience, du repos horizontal et de la santé générale. Ce n'est pas qu'on n'ait essayé beaucoup de moyens depuis le cautère de Percival Pott jusqu'à la lamnectomie de nos jours. Mais l'ouverture chirurgicale du foyer n'a pas plus fait que les pointes de feu et tous les révulsifs employés. Seule la suspension verticale sous chloroforme, ou mieux les tractions de force sur la colonne vertébrale par la tête et les pieds, ont réussi dans quelques cas à faire disparaître ou à améliorer la paralysie. L'opération est à tenter dans les cas graves lorsque la paralysie s'accompagne de douleurs, d'incontinence, d'escharres. Si elle échoue il ne faut pas tarder à couper le plâtre, sitôt le choc opératoire passé ; si non, on aura des escharres. Malgré sa gravité, malgré les ennuis qu'elle apporte au traitement, la paralysie pottique finit par guérir. Elle y met généralement du temps, beaucoup de temps, des années parfois ; mais elle s'en va à la longue, quelques profondes qu'aient été les souffrances de la moelle ; bien que son calibre ait été réduit, comme dans un cas célèbre de Charcot, au volume d'une plume d'oie.

Durée. — La durée moyenne d'un mal de Pott est de trois ans. Je parle d'un mal de Pott pris au début et traité selon les règles. Dans la majorité des cas, le pottique guérira sans complications, sans abcès, sans paralysie, droit ou avec une gibbosité insignifiante, à peine diminué dans sa taille. Il n'en sera pas de même du mal de Pott à rechutes. Il est peu de parents qui sachent s'astreindre à la dure nécesssité de laisser leur enfant allongé pendant trois ans. A peine le sentent-ils un peu plus fort sur les jambes, qu'ils s'empressent de lui fournir un appareil orthopédique et de le faire marcher. Il marche à peu près bien en effet un mois ou deux, puis un jour, après une chute ou une marche un peu plus fatigante que d'habitude, le voilà qui se plaint de nouveau. On retourne chez le médecin qui condamne à une période d'immobilisation de quelques mois. Et ainsi de rechute en rechute, dans la hâte d'en finir, certains pottiques arrivent à faire durer leur maladie des 10, 12, 15 ans et plus ; ils acquièrent des bosses qui seraient la honte de l'art médical s'ils n'en étaient responsables eux et leurs parents.

Dans le mal de Pott, c'est aller vite que d'aller lentement. Il sera préférable d'ajouter un an ou deux à la durée moyenne du traitement et de faire porter pendant ce temps un corset rigide en cuir bouilli ou mieux en celluloïde.

Coxalgie.

Selon la période où elle est prise, selon les complications qu'elle présente, le traitement de la coxalgie présente des indications spéciales dont nous allons donner un aperçu rapide.

Coxalgie au début sans attitude vicieuse.— Subitement, en plein état de santé apparente, souvent après une chute, après une promenade plus longue que d'habitude, plus souvent encore après une maladie infectieuse, rougeole, grippe, scarlatine, etc., un enfant se met à boiter ou à souffrir de la hanche. Il est amené au chirurgien et ce dernier, même en l'absence de signes plus nets, tels que la limitation des mouvements et la pression douloureuse aux points d'élection, soupçonne un début de coxalgie. En ce cas la première chose à faire est de se garer d'une erreur de diagnostic, toujours facile dans cette région ; c'est d'instituer un traitement d'attente qui sera le repos simple ; c'est de laisser l'enfant couché. Puis on verra venir la maladie. Si ce n'est qu'une fausse alerte, l'enfant en sera quitte pour deux ou trois mois de repos. Si c'est vraiment un début de coxalgie, et que la maladie s'annonce d'allure bénigne, sans tendance aux mauvaises attitudes, sans douleurs spontanées, il sera préférable de s'en tenir, comme traitement, au repos simple dans le décubitus horizontal, sans appareil de traction ni d'immobilisation d'aucune sorte. Le membre, ainsi traité, conserve d'habitude l'intégrité de ses muscles et de ses mouvements. C'est là un immense avantage sur lequel il est inutile d'insister. C'est la coxalgie enrayée, dès la période de germination du bacille, à la condition toutefois que le petit malade ait aussi dès le début tout le confort que prescrit l'hygiène moderne en matière de tuberculose : le grand air, campagne ou mer, un régime alimentaire approprié aux besoins et à l'âge de l'enfant, une surveillance active et éclairée. C'est faute de ne pas insister assez longuement sur ce traitemeut du début ; c'est pour ne pas avoir fait tout de suite les frais nécessaires, que la coxalgie se complique, qu'elle devient douloureuse, qu'elle imprime au membre une mauvaise attitude, qu'elle aboutit à l'abcès, à l'ankylose.

Coxalgie avec attitude vicieuse mais sans ankylose. — Au début de toute attitude vicieuse on trouve l'élément douleur. C'est pour ne pas souffrir que le malade met sa jambe en adduction, en rotation interne ou externe. Le meilleur calmant de la douleur, le meilleur moyen aussi de corriger la mauvaise attitude, l'une et l'autre dues à la contraction musculaire, est l'extension continue, avec un poids de 2, 3, 5, kilos, variable selon l'âge et l'intensité de la douleur ; la douleur cède peu à peu, et en peu de temps, et avec la douleur, la contracture musculaire et la mauvaise attitude. Il y a un autre moyen de remettre le tout en place d'un coup : c'est le redressement sous l'anesthésie générale. Je préfère, quant à moi, l'autre méthode, la méthode de douceur. Pour maintenir le membre dans la bonne attitude, le chirurgien a le choix entre la continuation de l'extension continue et l'appareil plâtré. Les deux procédés ont leurs avantages et leurs inconvénients que nous allons brièvement indiquer : le premier permet de soigner davantage l'hygiène du corps, de surveiller plus attentivement la hanche ; il conserve mieux les muscles et ce qui peut rester des mouvements futurs : mais il exige une surveillance de tous les instants, laquelle n'est guère possible qu'en famille et encore avec une mère qui veuille s'y consacrer ; à l'hôpital c'est un traitement franchement mauvais ; j'ai toujours vu l'extension aboutir aux pires résultats, quand la surveillance n'était pas suffisante.

L'appareil plâtré offre une sécurité parfaite à la condition, bien entendu (hélas ! elle n'est pas toujours réalisée) qu'il soit bien fait. Il immobilise parfaitement. Il maintient la jambe telle qu'on la lui a confiée, mais il masque la hanche ; d'où parfois des surprises désagréables, telles que l'escharre ou l'abcès froid crevé à l'insu du chirurgien ; il contribue pour une petite part à atrophier les muscles et à enraidir l'articulation. Il rachète ces inconvénients auxquels peut toujours parer un chirurgien avisé en permettant à l'enfant, auquel on donne des béquilles, de participer aux jeux de son âge : considération importante dans une maladie qui guérit d'autant plus vite et complètement que l'état général est meilleur. Or l'enfant plâtré qui peut aller et venir se porte d'ordinaire mieux que celui qui est couché. C'est pourquoi je donne la préférence à l'appareil plâtré. Pour que la hanche soit bien immobilisée, il faut aussi immobiliser les deux articulations immédiatement voisines : je prolonge donc mon appareil en haut jusqu'aux vertèbres lombaires et jusqu'aux fausses-côtes ; en bas, au-dessous du genou, jusqu'aux gras du mollet. Exceptionnellement, dans les coxalgies très douloureuses seulement, je prends aussi le pied dans l'appareil. Le plâtre fini, tant qu'il est encore humide, je le modèle de mes mains, de façon qu'il prenne bien exactement l'empreinte des creux et des reliefs. Ainsi fait sur simple jersey ou sur légère interposition de ouate, l'appareil ne bouge pas ; il ne produit pas d'escharres ; il peut tenir de quatre à cinq mois ; d'ordinaire c'est tous les quatre mois que je le remplace. D'un plâtre à l'autre, je laisse ordinairement le membre au repos simple ou en traction, pendant une dizaine de jours, pour permettre à la peau de se décaper, de se dépouiller de ses lamelles épidermiques, de reprendre sa souplesse, et aux muscles de se refaire un peu : j'y aide par une friction quotidienne à l'eau de cologne.

A cette période de la coxalgie peut-on faire plus que l'immobilisation ? Je ne sais si d'autres ont essayé les injections modificatrices. En tout cas les tentatives faites n'ont pas dû réussir ; les médiocres résultats des injections dans d'autres articulations beaucoup plus accessibles, comme le genou, ne sont pas pour encourager dans cette voie, d'autant qu'à la hanche, la moindre faute aseptique, une erreur de technique pourraient avoir des conséquences graves.

Je ne suis pas non plus partisan des appareils de marche, des appareils qui permettent au coxalgique de marcher sur ses deux jambes sans le secours des béquilles. Ces appareils m'ont paru lourds, dispendieux, d'une coaptation presque toujours imparfaite, sujets à se détraquer et peu en rapport avec la marche d'une maladie dont les indications peuvent varier d'un semestre à l'autre. Les malades que j'ai vus et qui étaient porteurs de ces appareils sont venus à moi parce que depuis qu'ils avaient leur appareil, il s'était produit des douleurs, un abcès, ou une mauvaise attitude. La tentation pour le malade ou pour son entourage d'y toucher, de les ôter ou de le remettre, est trop grande, pour qu'on puisse espérer que l'immobilisation soit parfaitement assurée.

A ce stade, le coxalgique, bien traité, suivi de près, ayant à souhait le confort désirable, peut guérir sans abcès, dans un délai de quinze mois à deux ans, avec une très bonne attitude du membre, *et une fois sur deux en moyenne avec l'intégrité des mouvements.*

Coxalgie avec abcès. — Malheureusement des fautes se commettent ; elles se paient d'ordinaire par l'apparition d'un abcès. Dans la plupart des histoires d'abcès, j'ai trouvé ou qu'on avait fait marcher le malade trop tôt, ou qu'on lui avait fait du massage et de l'électricité en temps inopportun. Plus rares sont les abcès dus à la virulence.

L'abcès se présente sous différents aspects : froid, réchauffé ou chaud. L'abcès froid, complétement froid, d'ordinaire tardif, produit naturel de la fonte de fougosités, précède de peu la guérison. Il a une tendance à la résorption spontanée. Il suffit pour cela de maintenir le malade à un repos plus rigoureux et de soigner en même temps de façon spéciale son état général. La ponction n'est souvent pas nécessaire. Elle est indiquée seulement quand l'abcès a des tendances à grossir — Suivies d'injections modificatrices, — les ponctions ont raison de l'abcés froid en cinq à six séances.

L'abcès réchauffé, conséquence d'une mobilisation prématurée, de massages, de marches, de fatigues, se reconnaît à ce que la peau qui la recouvre est légèrement chaude à la main qui l'explore ; et aux quelques dixièmes d'élévation de température centrale. Cette sorte d'abcès est menacé de fistule ; la peau est ordinairement bleutée et sillonnée de nombreuses veines apparentes. D'où la nécessité de le surveiller de près et de le traiter sans retard. Les ponctions seront faites assez rapprochées, deux, trois fois par semaine, jamais dans le même trou, sans malaxer la poche, sans injecter de trop fortes quantités de liquide modificateur, en usant plutôt de modificateurs huileux, comme de l'huile iodoformée et créosotée, que de modificateurs gazeux, tels que l'ether iodoformé et l'eau oxygénée, de peur de produire une distension fâcheuse qui pourrait faire éclater la poche.

C'est rare que sous l'influence du repos, d'injections judicieusement faites, et d'une meilleure hygiène l'abcès ne se refroidisse à nouveau.

Malgré toutes les précautions prises, et

quelles que soient l'habileté et la propreté du chirurgien, on n'évite pas toujours la fistule.

La fistule récente n'est pas un grand malheur ; c'est une petite complication voilà tout, et encore ! il est si facile de la boucher avec un peu de collodion et de dériver le pus en ponctionnant plus loin. J'ai vu même des abcès qui traînaient en longueur guérir plus vite, une fois la poche ouverte, par exemple, dans les poches isolées du foyer osseux primitif. La fistule dure autant que le foyer secréteur ; elle tarit avec lui si toutefois elle ne s'est pas, par suite d'insuffisante asepsie, secondairement infectée ; si d'autre part le malade, en meilleur état, a pu enrayer la marche progressive de sa tuberculose. La pérennité de certaines vieilles fistules provient surtout de ces deux faits : les infections secondaires, la virulence dn foyer tuberculeux : celui-ci primant de beaucoup celles-là par ordre de gravité.

L'abcès chaud, consécutif a l'importation d'un microbe étranger, qu'il provienne d'une ponction sale ou d'une inoculation endogène, commande l'incision et le drainage, comme tous les abcès chauds.

L'ankylose est la terminaison ordinaire des

coxalgies avec abcès ; mais ce n'est pas fatal. Le foyer morbide peut se trouver tout autour de l'article, sur le sourcil cotyloïdien ou sur le col anatomique du fémur ; et dans ce cas, l'articulation proprement dite se trouvant épargnée, les mouvements peuvent persister.

Traitement de l'ankylose vicieuse. — L'ankylose en bonne attitude ne se touche pas. C'est une guérison très solide, plus solide même que les coxalgies guéries avec quelques mouvements Mais c'est une chose plus rare qu'on ne croit que la guérison en bonne attitude ! La plupart des coxalgiques guéris boitent au bout de quelques années plus ou moins affreusement : la raison de ces boiteries est toujours la même : une déviation secondaire !

Et cette déviation secondaire reconnaît pour cause à son tour l'ankylose incomplète : elle se produit de la manière suivante : après la guérison de la coxalgie, les muscles péri-articulaires sont inégalement atrophiés, les uns plus forts, les autres plus faibles ; les muscles fléchisseurs et adducteurs l'emportent généralement sur les muscles extenseurs et adabucteurs : d'où une tendance du fémur à se mettre en flexion et en adduction sous l'action des forces prépondérantes. Telle coxalgie, guérie en très bonne attitude, la jambe malade sensiblement égale à la jambe saine, mesurée quelques années après, accuse de 3 à 5 centimètres de raccourcissement par le seul fait de la mise en flexion et en adduction !

Comment prévenir cette fâcheuse déviation secondaire ? D'abord en veillant strictement, pendant la durée du traitement, à ce que la jambe malade soit en parfaite rectitude. Cette règle est loin d'être toujours observée. J'ai maintes et maintes fois constaté que les hanches étaient plâtrées en légère flexion ; qu'elles guérissaient en cette attitude ; et que cette attitude constituait l'amorce de la déviation secondaire. Puis, en faisant porter au malade, pendant trois ou quatre ans après la guérison, un appareil amovo-inamovible en celluloïde; puis en faisant masser au besoin les muscles de la hanche pour maintenir en harmonie leurs forces antagonistes ; puis en mesurant tous les six mois la longueur de leurs jambes pour savoir si elles gardent leurs longueurs respectives ; puis, à la moindre menace de déviation, en n'hésitant pas à remettre dans le plâtre. Cette surveillance doit durer jusqu'à la fin de la croissance.

A l'ankylose en mauvaise attitude aboutissent d'emblée les coxalgies mal immobilisées dès le début et les coxalgies déviées secondairement dont nous venons de parler. Il y a trois façons de corriger la mauvaise attitude, chacune exige l'anesthésie générale : ou le redressement par étapes, par plâtres successifs, ou le redressement manuel forcé, ou l'ostéotomie.

Le redressement par étapes est une métbode longue, ennuyeuse par le nombre de fois qu'il faut administrer le chloroforme, pas toujours sûre comme résultat final, par conséquent à rejeter.

Le redressement manuel forcé est une méthode très pénible pour le malade comme pour le chirurgien. Pour briser les adhérences il faut déployer une grande force musculaire, on est même obligé parfois de se mettre à plusieurs ; parfois aussi ce ne sont pas les adhérences qui cèdent, mais l'os qui se brise. C'est donc plus souvent une ostéoclasie involontaire que l'on pratique. Le malade souffre beaucoup après. Mais le principal danger de cette méthode c'est le réveil de la coxalgie, le retour des abcès. J'en connais de nombreux exemples.

Je préfère l'ostéotomie : un coup de ciseau à froid sur le col du fémur ou au choix sous le trochanter (ostéotomie sous-trochantérienne oblique). Le fémur cède. Vous lui donnez la direction voulue. L'opération dure quelques minutes ; l'enfant ne souffre pas ; la consolidation se fait à bref délai, au bout de trois semaines environ.

L'ankylose des coxalgies luxées mérite quelques considérations spéciales. La luxation de la hanche dans la coxalgie résulte de l'usure progressive du sourcil cohyloïdien par le mal tuberculeux. C'est le cas le plus courant. Le fémur luxé remonte plus ou moins haut sur la fosse iliaque, entraînant un raccourcissement du membre inférieur correspondant, sensiblement égal à la hauteur de la luxation : 2, 3, 4, 5 centimètres et plus. La luxation se complique d'ordinaire de flexion et de rotation interne ou externe : d'où une cause supplémentaire de raccourcissement. Le problème est celui-ci : rendre la longueur des deux membres inférieurs aussi égale que possible. On mesure d'abord les segments des membres, pour savoir de combien est le raccourcissement dû à l'atrophie, conséquence directe et irréductible du mal tuberculeux ; puis on mesure de combien le trochanter luxé dépasse la ligne de Nélaton : c'est la hauteur de la luxation : la somme de ces deux mesures soustraite de la différence d'inégalité totale des deux membres inférieurs donne la hauteur du raccourcissement attribuable à la flexion et à la rotation. Ces trois quantités connues, on peut prendre parti. Si la luxation est peu haute de 1 à 3 centimètres et que le raccourcissement soit dû surtout à la mauvaise attitude, l'ostéotomie donnera une correction immédiate, aisée et solide. Si la luxation, haute de 3, 4, 5 centimètres, entraîne en même temps le remontement du bassin de ce côté causant, par ces deux faits, un raccourcissement considérable de 5 à 8 centimètres, le membre gardant d'ailleurs une attitude à peu près convenable, suivant le désir du malade ou de la famille, on pourrait soit se contenter d'une semelle surélevée, soit essayer de redescendre le fémur et du même coup le bassin. On procèdera comme pour la réduction des luxations traumatiques ou des luxations congénitales, mais par étapes, mettant d'abord la jambe en flexion pour abaisser la tête fémurale, puis en adduction forcée pour la rapprocher le plus possible de l'ancienne cavité déshabitée, puis en rectitude. C'est une intervention plutôt hardie qui ne sera tentée que longtemps après que toute trace d'inflammention aura disparu. Il est rare que le fémur reste à la place où l'on a voulu le fixer ; il remonte toujours un peu, plus ou moins ; mais l'amélioration n'en est pas moins très grande.

La résection de la hanche ne se pratique plus que dans des cas tout à fait exceptionnels, quand il y va de la vie du malade, dans les coxalgies polyfistuleuses, de vieille date, intarissables, quand l'exploration a fait reconnaître la présence de gros séquestres ou d'une cavité articulaire en bouillie. Elle est abandonnée comme opération radicale au début ou au cours d'une coxalgie normale. La principale raison qui l'a fait abandonner comme d'ailleurs la plupart des résections, ce sont les grands raccourcissements qu'elle laissait après elle.

La boiterie du coxalgique. — Tout coxalgique guéri avec l'ankylose complète ou incomplète de la hanche, boite. Il s'en faut que tous les coxalgiques boitent pareil ; car la boiterie n'est pas seulement dépendante de l'ankylose.

D'autres facteurs y contribuent :

1° Le raccourcissement, d'autant plus gênant qu'il est plus considérable ; jusqu'à 2 centimètres, il est facilement compensé par une inclinaison compensatrice du bassin ; au-dessus il faut une semelle surélevée ;

2° L'attitude du membre, qui reste rarement correcte, et qui se met plus ou moins en rotation interne ou externe, en adduction surtout ;

3° L'atrophie musculaire : à raccourcissement égal, le coxalgique qui a conservé ses muscles en bon état boitera moins que celui dont les muscles ont beaucoup souffert et sont en partie dégénérés ;

4° Le degré de mobilité lombaire. Des coxalgiques suppléent à l'ankylose de la hanche par la mobilité des vertèbres lombaires. Ils marchent avec les reins : d'où une atténuation considérable de la boiterie chez les jeunes enfants et chez les femmes dont certaines arrivent, un peu aidées par leurs robes, à la masquer à peu près complètement.

En raison de ces facteurs, la boiterie ne reste pas fixe. Elle continue à évoluer soit en bien, soit en mal, après la guérison de la coxalgie.

C'est sur ce point que j'appelle l'attention des parents : je leur rappelle que l'éducation peut beaucoup sur l'évolution ultérieure de la boiterie ; que leur enfant boitera d'autant moins qu'ils surveilleront davantage sa marche, qu'ils veilleront à ce qu'il se tienne bien droit, à ce que ses épaules restent d'aplomb ; ils l'empêcheront de faire de longues marches, de longues enjambées, de se tenir trop longtemps hanché. Toute fatigue aggrave la boiterie. A cette surveillance éducatrice, ils ajouteront quelques pratiques médicales telles que le massage, les lotions excitantes. Plus qu'à toute autre chose, ils veilleront à maintenir en harmonie les groupes musculaires qui se font normalement équilibre à la hanche ; car de la prépondérance de l'un ou de l'autre pourrait naître l'amorce d'une déviation secondaire qui aggraverait le raccourcissement et conséquemment la boiterie.

Tumeur blanche du genou.

La tumeur blanche occupe une place à part dans l'étude des ostéo-arthrites tuberculeuses. C'est sur elles qu'ont été faits tous les essais des remèdes locaux, toutes les expériences anti-tuberculeuses locales. Des effets produits sur l'évolution de la maladie, nous pourrons juger de la valeur des médications employées.

La tumeur blanche du genou affecte la forme d'hydarthrose, ou d'arthrite sèche, ou d'arthrite fongueuse.

L'hydarthrose est une forme bénigne, au moins chez l'enfant. Avec ou sans injection d'éther iodoformé, lequel est ici le médicament de choix, elle guérit par le repos et l'hygiène générale en moins d'un an.

L'arthrite sèche ou fibreuse est encore une forme bénigne, bien que plus longue que l'hydarthrose. Elle se modifie aussi heureusement sous l'influence de l'éther iodoformé, du repos et de l'hygiène générale. Elle a plus de tendance à déformer le genou. Une simple gouttière suffit à la maintenir, mais elle conduit peu à peu à l'ankylose et au raccourcissement de la jambe.

L'arthrite avec abcès n'est grave que si l'abcès, primitivement froid, s'infecte secondairement. L'abcès froid du genou est ordinairement de traitement et de guérison faciles. Il se traite par la méthode ordinaire des ponctions et des injections. La fistule, s'il s'en produit, n'a pas la même gravité que dans la coxalgie ou dans le mal de Pott.

L'arthrite fongueuse est de beaucoup la plus intéressante. C'est sur elle qu'ont porté les discussions et les essais de traitement. Abandonnée à son évolution naturelle, l'arthrite fongueuse guérit de deux manières ou par transformation fibreuse, ou par transformation purulente. La guérison arrive au bout de trois à quatre ans.

Ne pourrait-on pas forcer la guérison en imitant la nature, c'est-à-dire en détruisant les fongosités, en les réduisant soit à l'état de cicatrice, soit à l'état de pus. C'est ce qu'ont pensé et ce que cherchent encore la plupart des chirurgiens orthopédistes. C'est pour obtenir la transformation *fibreuse*, qu'ils ont essayé tour à tour les pointes de feu superficielles et profondes, les révulsifs, la compression locale et la compression ischémique par la méthode de Bier, les injections d'éther iodoformé et d'autres substances diverses entre lesquelles le chlorure de zinc au 1/10, les injections de Lannelongue, ont brillé du plus vif éclat. A de retentissantes guérisons ont succédé de non moins retentissants revers ; et les injections de Lannelongue sont rentrées à l'arsenal thérapeutique, d'où les élèves de ce maître les font sortir quelquefois.

Les injections suppuratives ont pour agents le naphtol camphré et le phénol sulforiciné. Injecté à la dose de 1 à 2 grammes, le naphtol camphré est un liquide suppuratif de premier ordre ; il donne de belles et franches suppurations brun foncé dans lesquelles nagent des paquets de fongosités détruites. Malheureusement il est d'un emploi dangereux lorsqu'il est injecté en tissu interstitiel et depuis que j'ai vu foudroyer, en quelques minutes, un jeune homme de 16 ans, dans le genou duquel on avait poussé une injection d'un centimètre cube, j'ai complètement renoncé à m'en servir.

J'ai recours au phénol sulforiciné. A la dose de 4 à 5 gouttes répétée trois à quatre jours de suite, le phénol sulforiciné donne le plus bel abcès phlegmoneux qu'on puisse rêver : un abcès accompagné de fièvre, de rougeur de la peau, de sensibilité douloureuse. Le pus évacué par ponction est épais, jaune, grumuleux, parsemé des débris de fongosités détruites. Après l'évacuation, qui demande de 3 à 4 ponctions, le genou prend un aspect normal, se creuse et les méplats s'accusent avec netteté. Il n'y a plus de sensibilité à la palpation.

Le mal paraît guéri, je dis « paraît guéri » car il ne l'est pas. Si l'on veut plier le genou, le malade fait aussitôt la grimace ; il oppose une vive résistance. Si on laisse le genou libre de tout appareil, au bout de quelque temps il devient douloureux ; il recommence à se déformer.

Les fongosités ne reparaissent plus, elles sont bien et définitivement détruites là où des injections ont été faites. Mais la fongosité n'est qu'un des symptômes de la maladie. La maladie est dans l'os ; elle survit à la disparition des fongosités (sauf dans les cas environ

1/3 où la tuberculose est primitivement synoviale), elle dure ce que dure toute tuberculose bien traitée : de deux à trois ans. Le seul résultat des injections est, semble-t-il, d'atténuer la maladie, de lui donner des allures de maladie bénigne, et de réduire au minimum sa durée, deux à trois ans au lieu de quatre à cinq.

Est-ce la peine de faire souffrir et de faire courir des risques à un enfant pour cela ? Beaucoup de chirurgiens ne le pensent pas. On ne saurait les blâmer.

Une nouvelle méthode sollicite les chirurgiens depuis quatre ans : ce sont les injections intra-articulaires et intra-osseuses au besoin d'acide phénique neutralisées séance tenante par l'alcool absolu. La méthode a été trop peu expérimentée, en France notamment, pour être jusqu'à nouvel ordre définitivement jugée. Mais à ce compte, à tant faire que d'ouvrir l'articulation, ne vaudrait-il pas mieux faire une intervention complète et reséquer le genou puisque, dans la majorité des cas, le mal siège aux épiphyses ?

La résection du genou, bonne chez l'adulte, est une mauvaise opération chez l'enfant : parce qu'elle supprime toutes les chances de

« mouvement » ; parce qu'elle laisse après elle, dans la proportion d'une fois sur deux, des raccourcissements qui parfois sont énormes ; parce que la résection et la soudure osseuse qui en est la conséquence cherchée, n'empêchent pas la flexion du genou et qu'il faut laisser à l'enfant un appareil jusqu'à quinze ans, si l'on veut maintenir la rectitude. Appareil pour appareil, il vaut mieux courir les chances d'une guérison idéale ou supérieure, laquelle, dans tous les cas, ne peut pas être moindre, avec le traitement orthopédique ordinaire.

Mouvements. — Le traitement orthopédique ordinaire, appliqué dès le début, bien surveillé, sauve plus souvent qu'on ne le pense, le genou de l'ankylose. S'il y a tant de gens estropiés par flexion angulaire, s'il faut si souvent ténotomiser les muscles poplités, réséquer des tranches articulaires pour remettre le membre en rectitude, c'est qu'on n'a pas eu, comme l'atteste l'historique de chaque malade, la persévérance assez longue ; c'est qu'on n'a pas eu la patience de laisser la jambe en repos au moins deux ans ; c'est qu'on a laissé marcher trop tôt. On peut espérer la mobilité de l'article tant que les tubercules siègent isolément ou en groupes peu compacts, dans les épiphyses, les franges synoviales ou la périphérie de l'articulation. La généralisation du mal à toute l'articulation supprime nécessairement toute mobilité. Il en est de même des arthrites de durée indéfinie. A l'examen radiographique, on peut espérer des mouvements tant que le cliché montre l'intégrité des surfaces articulaires. Du moment que l'une ou l'autre ou les deux le plus souvent sont intéressées, il n'y faut plus compter.

Par le massage et une gymnastique progressive et calculée, on peut augmenter l'étendue des mouvements, qui seraient gênés par des adhérences fibreuses. Mais ce serait folie d'espérer créer une néarthrose en mobilisant une ankylose osseuse préalablement brisée ; ou c'est la récidive tuberculeuse, ou c'est la réankylose par l'immobilisation forcée à laquelle la douleur obligera le malade à se remettre.

L'ankylose en bonne attitude n'est pas la guérison idéale, mais en matière de tuberculose, il faut savoir s'en contenter quand on ne peut pas avoir mieux.

Ostéo-arthrites du coup-de-pied et du pied.

D'un pronostic bien plus favorable sont les ostéo-arthrites du cou-de-pied et du pied, quand elles sont bien traitées. La maladie plus accessible permet toute intervention, soit par le bistouri — que j'emploie rarement —, soit par les injections modificatrices. Il est facile de détruire les fongosités qu'on voit saillir de chaque côté du tendon d'Achille ou dans le creux astragalien. La maladie cède vite dans les 15 à 18 mois. Les mouvements sont généralement conservés. J'ai vu parfois ces arthrites entraîner de graves mutilations, voir même l'amputation du pied. C'était dans le cas d'arthrites exceptionnellement graves, chez des sujets cachectiques. C'étaient plus souvent des arthrites aggravées par la négligence des parents ou par un traitement mal conçu.

Traitées par l'immobilisation dans le plâtre en bonne attitude, avec ou sans — mieux avec — injections modificatrices, les arthrites du pied sont de toutes les plus bénignes.

Tumeurs blanches du membre supérieur.

Les tumeurs blanches du membre supérieur sont d'un pronostic moins sévère que celles du membre inférieur. Elles sont plus rares ; elles guérissent en général plus facilement et plus vite ; elles sont plus commodes à traiter. Les mêmes considérations leur sont d'ailleurs applicables, ainsi que le même traitement. Seulement, au membre supérieur, les interventions n'entraînent pas les mêmes conséquences aussi funestes qu'au membre inférieur ; les travaux d'Ollier nous ont montré que la résection du poignet ou du coude pouvait être suivie d'une réparation, d'une néarthrose presque aussi parfaite et aussi solide que l'articulation primitive. De plus, le raccourcissement du bras n'entraîne pas les mêmes inconvénients que le raccourcissement d'une jambe ; si les mouvements sont libres, le bras rend, un peu plus court ou un peu plus long, sensiblement les mêmes services ; on peut donc être moins sobre d'interventions, surtout à la main, au poignet et au coude, même à l'épaule, parce qu'en cas d'ankylose, les mouvements de cette articulation peuvent être suppléés en grande partie par ceux de l'omoplate. Il est inutile de laisser traîner des années une arthrite fougueuse du membre supérieur ; si l'immobilisation et les injections modificatrices ne donnent pas un résultat aussi rapide qu'on le voudrait, je n'hésite pas à ouvrir, à curetter ou à reséquer les parties malades. Je m'en suis toujours bien trouvé ; l'immobilisation est aussi d'une application moins délicate. Le bras prend naturellement la position qui peut le mieux lui convenir comme position de repos et dans le cas d'ankylose. Il n'y a qu'à le plâtrer dans cette position, qui est la demi formation pour le poignet, la demi-flexion pour le coude, la flexion normale pour l'épaule.

Les Spina ventosa des doigts comme ceux des orteils des métacarpiens et des métatarsiens guérissent d'ordinaire tout seuls au bord de la mer. La résolution est quelquefois très courte : quelques mois à peine ; d'autres fois, elle peut se prolonger des années. Je les respecte tant qu'ils sont fermés. Lorsqu'ils sont fistuleux, je les curette : la guérison naturelle ou par les injections est trop longue. Malgré quelques exceptions, les spina ventosa comptent parmi les plus bénignes des tuberculoses osseuses.

Scoliose

La scoliose est une maladie fréquente : elle figure pour un dixième sur tous les cas d'orthopédie ; elle frappe l'adolescent en pleine croissance de 8 à 15 ans ; elle est un danger pour la race : car elle atteint de préférence les filles dans la proportion des quatre cinquièmes des cas.

La pathogénie de la scoliose est encore bien obscure : pourquoi la plupart des jeunes filles font-elles, à un moment donné, un peu de scoliose ? Pourquoi les unes guérissent-elles spontanément ? (c'est le plus grand nombre) Pourquoi les autres s'aggravent-elles ? D'où vient que chez certaines la déviation du rachis s'arrête au premier ou au deuxième degré, et pourquoi chez d'autres va-t-elle, quoique l'on fasse, jusqu'au troisième degré ? En attendant la découverte du poison ou de l'agent microbien, le staphyloccoque peut-être, qui serait la cause efficiente de la scoliose, nous savons que toute scoliose essentielle est précédée d'une période d'anémie. Avant qu'on ait remarqué l'élévation d'une épaule ou le développement d'une hanche, la jeune fille se plaint déjà depuis quelques mois de maux de tête, de lassitude générale, de mauvaises digestions, de douleurs imprécises dans le dos. Elle est molle et sans force ; elle n'a de goût à rien ; elle pâlit ; ses muqueuses se décolorent : elle a des palpitations fréquentes. Chez quelques-unes ces symptômes sont très atténués : c'est par hasard, en essayant une robe, que la couturière s'aperçoit du manque d'aplomb. Si l'on poursuit l'examen, on trouve autre chose : du côté des membres inférieurs, une différence de longueur, tenant parfois à une maladie antérieure : paralysie infantile, tumeur blanche, etc., dépendant le plus souvent d'un trouble de développement : dans ce dernier cas la différence de longueur peut aller de quatre millimètres à deux centimètres. C'est généralement le membre gauche qui est le plus court. Du côté de la tête les causes d'inégalité statique sont plus nombreuses encore : le torticolis, les arthrites rhumatismales ou tuberculeuses du cou, l'inégalité de réfraction des yeux, l'inégalité d'audition, les végétations adénoïdes, etc., peuvent constituer autant *d'amorces* à la scoliose. Il en sera de même de la prépondérance du bras droit, du maintien professionnel, du hancher unilatéral qui agissent en unilatérisant les pressions vertébrales comme causes de *surcharge* en portant le poids du corps d'un côté : ce qui oblige le sujet à se redresser par une courbe compensatrice, laquelle restera stationnaire dans beaucoup de cas, le sujet restant vigoureux, mais qui deviendra d'autant plus facilement scoliotique que le sujet sera plus faible.

D'autres ne peuvent invoquer comme cause prédisposante que l'hérédité, manifeste dans 25 0/0 des cas environ ; chez d'autres enfin, la scoliose est essentiellempnt primitive, localisée d'emblée à la colonne vertébrale.

On a coutume de scinder l'évolution de la scoliose en trois degrés :

1er degré. — La déviation, légére, de 3 à 4 millimètres de flèche, se redresse complètement sous la contraction des muscles rachidiens ou à la suspension verticale.,

2e degré. — La scoliose est nettement visible dans ses quatre éléments : l'inflexion et la rotation du rachis, l'élévation d'une épaule, la la rotation du bassin, la bosse costale. A la suspension verticale, la symétrie du corps ne se rétablit qu'en partie, plus ou moins, selon l'ancienneté ou la gravité de la scoliose.

3e degré. — La suspension verticale ne fait disparaître ni la déviation du rachis, ni la bosse costale, maintenues par des adhérences déjà fermes ou par l'ankylose des corps vertébraux et des lames.

Dans la réalité, il n'y a pas de démarcation absolue entre ces trois degrés. Ils empiètent l'un sur l'autre par transitions insensibles, sauf dans les degrés extrêmes ; il n'est pas toujours aisé de dire que telle scoliose qu'on a sous les yeux est plutôt du premier que du deuxième, du deuxième que du troisième degré. En pratique, cette division n'a que peu d'importance.

1er degré. — La scoliose au début relève plutôt du traitement général que du traitement orthopédique ; c'est l'anémie qui domine, c'est l'anémie qu'il faut soigner. Deux choses s'imposent : le changement d'air et le repos.

Il faut quitter la ville (la scoliose frappe surtout les jeunes citadins) pour aller à la mer, à la montagne ou à la campagne, et y vivre en plein air, de jour, quelque soit le temps, et de nuit quand cela se peut.

Plutôt que de dire à un enfant de se tenir droit, il vaut mieux le forcer à rester couché. Je prescris le repos de la façon suivante : douze heures de lit sur lit dur ; quatre heures de station assise ou debout, le temps nécessaire pour s'habiller, pour l'hygiène du corps, pour manger, pour vaquer aux occupations essentielles de la journée ; huit heures de repos horizontal. Le malade peut lire ou broder, juste ce qu'il faut pour se distraire.

L'estomac sera l'objet de préoccupations constantes : il faudra faire un choix des aliments qu'il digère bien et rejeter les autres ; si l'appétit fait défaut, il faudra le réveiller par la noix vomique et par l'eau de Vichy. La viande crue, la poudre de viande ont parfois des effets surprenants. Mais si le scoliotique manifeste à leur égard trop de répugnance, il ne faudra pas insister. Les aliments qui conviennent le mieux sont les laitages, les œufs, les pâtes et les purées. Mais le médecin doit plutôt diriger qu'imposer le choix de tels ou de tels aliments.

Tant que dure l'anémie, je proscris, comme pouvant être une cause de fatigue, la marche, la gymnastique, les exercices d'assouplissement. Je fais faire un peu de massage du dos et du ventre, surtout de l'estomac. Je conseille les frictions froides le matin, mais j'interdis les bains fréquents, surtout les bains de mer.

L'anémie guérie, mais alors seulement, la marche modérée, les exercices d'assouplissement, les travaux manuels, le jardinage ou les travaux des champs sont éminemment utiles pour rendre aux muscles rachidiens la force et la souplesse.

Il faut compter six mois de soins pour enrayer une scoliose au début.

A ce stade, les appareils, quels qu'ils soient, sont un non sens. Ils surchargent inutilement les épaules des malheureux qui ont déjà toutes les peines à se porter eux-mêmes. Ils atrophient les muscles qu'il faut tout au contraire ménager et fortifier.

Le retour à la ville n'est pas toujours sans

danger, surtout la rentrée en classe, à fortiori l'internat. Si l'anémie reparaissait, il ne faudrait pas hésiter à rendre le scoliotique au plein air et à le laisser à la campagne ou à la mer six mois de plus.

2e *degré*. — Le traitement du 2e degré est plus complexe : il faut traiter l'anémie, s'il y a lieu, et par les mêmes moyens, il faut corriger les causes de l'inégalité statique, si on en découvre, il faut remettre et fixer le rachis en bonne attitude.

Dans les cas récents, il suffit de soumettre le scoliotique à la suspension verticale pour que son dos redevienne tout droit. De ce côté, aucune difficulté. Le maintien de la rectitude est une autre affaire. Comment l'obtenir ? Par la gymnastique ou par le plâtre ?

Les partisans de la gymnastique pure sont nombreux : leurs guérisons sont souvent, il est vrai, plus apparentes que réelles ; mais ils s'en contentent; ils ne demandent pas plus que l'arrêt de la déviation ; et puis comme dans les 2/5 de cas environ, les scolioses légères ont une tendance naturelle à la guérison spontanée, ils sont à peu près sûrs de ne pas l'entraver ; ils épargnent, par contre, à leurs malades les frais et les ennuis de l'appareil. En d'autres termes, ils ne font rien qui puisse nuire ; ils sont souvent utiles. La guérison spontanée d'un grand nombre de scoliose au début du 2e degré est un fait incontestable ; l'aggravation de certaines de ces scolioses par la gymnastique est un fait non moins incontestable. En présence d'une scoliose encore très souple qui se présente à vous, le pronostic est forcément embarrassant. S'il y avait un signe quelconque permettant de reconnaître la scoliose spontanément curable, le traitement serait tout indiqué : repos et gymnastique alternés. Mais ce signe n'existe pas. Il n'en existe pas non plus pour faire reconnaître la scoliose susceptible de s'aggraver. Dans l'hésitation, que faire ? D'abord gymnastique suédoise et repos alternés. Avec ce traitement, l'état général s'améliore, et c'est un premier point. Puis, après deux à trois mois, on voit l'effet produit sur la colonne vertébrale. Si la scoliose s'est déjà sensiblement améliorée, j'en augure qu'elle sera légère et je continue mon traitement, certain d'arriver au but sans besoin d'appareil. Si malgré le rétablissement de la santé générale, la scoliose est restée stationnaire ou si même elle s'est aggravée, ce qui arrive quelquefois, je cesse la gymnastique et je propose le corset plâtré. Au lieu d'arrêter mon corset à la ligne axillaire, comme cela se pratique habituellement, je prends aussi les épaules et la base de la tête, de façon à alléger le rachis du poids qu'elles représentent et à obtenir une rectitude parfaite. Je laisse le corset quatre mois et, pendant ce temps, le scoliotique reste couché.

Le résultat immédiat est généralement très bon ; à sa sortie du plâtre, le scoliotique se tient très droit ; ses épaules sont de niveau ; son bassin aussi. Si le résultat se maintient à peu près tel quel, ce que l'on voit au bout de quelques jours et de quelques séances de gymnastique, au lieu d'un nouveau plâtre, je fais un appareil en celluloïde, que le malade enlève la nuit et qu'il porte le jour, sauf pendant les séances de gymnastique et pendant les deux heures qui suivent le repas de midi.

Ce traitement, port du celluloïde et gymnastique, doit durer un an. Ensuite, on juge, par des examens périodiques, si le résultat acquis se maintient. Dans le cas contraire, il faut recommencer. Tant que dure la croissance, le scoliotique doit être en observation. Par suite d'une maladie intercurrente, de la formation. des fatigues scolaires ou d'apprentissage, du retour de l'anémie, la scoliose, enrayée, peut reparaître et prendre, à la rechute, des allures progressives.

Dans une autre série de cas, plus graves, plus réfractaires au traitement. un seul plâtre ne suffit pas. Il s'est déjà formé des adhérences fibreuses, des rétractions musculaires, du tassement cunéiforme des vertèbres qui ne cèdent plus à la seule suspension verticale. Le premier degré de fixation en mauvaise attitude doit être corrigé avant tout plâtrage. Chaque chirurgien obtient la mobilisation du rachis à sa manière, soit manuellement, soit au moyen d'appareils concourant tous au même but : défléchir, détordre, allonger, tirer et presser. La mobilisation du rachis demande environ un mois de séances quotidiennes. On s'arrête et on plâtre quand on voit que le rachis, à la suspension verticale, se rapproche très près de la ligne médiane. Il faut de trois à quatre plâtres pour obtenir la fixation en bonne attitude. Dans l'intervalle d'un plâtre à l'autre, il faut masser les muscles du dos, car ils s'atrophient très vite sous le plâtre ; et c'est en vain qu'on poursuivrait par le plâtre la rectitude du squelette si, d'autre part, on ne donnait pas aux muscles la force nécessaire pour en soutenir les différentes pièces car les muscles sont les haubans naturels de l'attitude verticale.

Au bout d'un an de plâtre, généralement, on a pu changer la direction du rachis et le fixer dans une position meilleure ; il s'est formé des adhérences nouvelles sur lesquelles on compte pour maintenir le résultat. C'est le moment de remplacer le plâtre par le celluloïde, et de faire suivre au malade, pendant six mois ou un an, un cours de gymnastique méticuleusement surveillé et consacré exclusivement à la tonification des muscles. Comme pour le cas précédent, l'observation de ces scoliotiques ne doit prendre fin que de 18 à 21 ans.

Dans le 3e degré se rangent les grosses scolioses, dont il est impossible d'espérer la redressement complet. Certaines sont définitivement constituées, et tous les efforts faits dans ces dernières années pour les dessouder ont complètement échoué. D'autres sont encore mobiles : on peut les ramener du 3e au 2e degré. On peut, en outre, rétablir la symétrie des épaules, masquer la bosse costale, donner au

8.

malade l'aspect général d'un homme parfaitement droit. C'est tout ce que demandent la plupart de ces malades. Le service rendu n'est pas à dédaigner.

Luxation Congénitale

Longtemps condamné à l'incertitude et à l'impuissance, le traitement de la luxation congénitale semblait jusqu'à ces dernières années au-dessus des ressources de l'art. Les efforts de PRAVAZ, de Lyon, étaient restés isolés, malgré les incontestables réductions qu'il avait obtenues, comme l'atteste la lecture de ses observations minutieusement colligées dans son volumineux traité. Il n'avait pas eu d'imitateurs, et d'après lui, les tentatives de réduction furent complètement délaissées. Dans ces derniers temps, sous le couvert de l'antisepsie, le traitement a été repris sur l'initiative du professeur Hoffa. Hoffa remettait la tête du fémur dans la cavité cotyloïde par une opération sanglante. Malgré les heureuses modifications apportées à l'opération de Hoffa par le professeur Lorenz, la réduction sanglante a laissé de telles déconvenues qu'on lui a substitué la réduction par manœuvres orthopédiques proposée à nouveau par Paci, modifiée et vulgarisée par Lorenz.

L'opération de Lorenz se fait en trois temps : dans un premier temps on réduit la tête dans la cavité par la flexion forcée de la cuisse sur le bassin, l'abduction à l'angle droit et la rotation externe forcée accompagnée d'un certain degré d'extension. On plâtre dans cette position, et le plâtre est laissé environ trois mois. Dans un deuxième temps, la jambe est ramenée à l'extension, mais laissée en abduction et en rotation externe ; on la plâtre encore trois mois dans cette position. Dans le troisième temps, la jambe est ramenée en position directe, et, quelquefois, selon les cas, en rotation interne : on plâtre trois mois. C'est là l'opération type, à laquelle chaque chirurgien apporte des modifications personnelles, variables selon le tempérament de chacun, selon l'âge, les circonstances, les renseignements fournis par la radiographie. La réduction de la luxation congénitale n'est sortie des hypothèses pour rentrer dans la réalité scientifique, que du jour où la radiographie lui a procuré le moyen de savoir exactement la position de la tête par rapport au bassin. Aussi chacun des temps de l'opération de Lorenz doit être contrôle par la radiographie. On doit radiographier l'enfant après chaque changement de plâtre. Le mieux serait de radiographier dans le plâtre même; mais jusqu'ici les clichés ne donnent pas une précision suffisante.

Il est préférable de ne pas tenter la réduction avant l'âge de quatre ans; l'enfant trop jeune supporte mal le plâtre; il le mouille; il faut le renouveler trop souvent; de plus la tête et la cavité n'ont pas acquis un développement suffisant.

De quatre à sept ans, la réduction doit réussir dans la plupart des cas, je dis la réduction et non la transposition qui n'est qu'un échec relatif. Il est des fois qu'on échoue pour des causes encore mal déterminées aujourd'hui; tous les chirurgiens comptent des échecs: ils deviendront de plus en plus rares avec les progrès de la méthode et de la radiographie. De huit à douze ans, la réduction est plus difficile à cause de la résistance musculaire, de la formation de la tête, de l'effacement du cotyle, des modifications et des adhérences des parties molles. Réussie, elle tient plus solidement, et le traitement est plus court. J'ai pu réduire en neuf mois une luxation uni-latérale, haute de trois centimètres et très adhérente chez une fillette de dix ans. Elle marche aujourd'hui parfaitement ; l'opération a eu lieu il y a trois ans ; il y avait de la raideur au début ; elle est insignifiante maintenant.

Après 12 ans, la réduction non sanglante devient problématique.

Chez les enfants peu musclés, plus jeunes que leur âge, on pourra réussir la réduction parfois, la transposition souvent ; on devra laisser tranquilles ceux qui marchent à peu près convenablement et sans trop de fatigue. On agira sur les infirmes selon les circonstances. Sur une jeune fille de 14 ans, réduite à l'impotence du cul-de-jatte, par une double luxation congénitale, j'ai fait l'opération suivante : j'ai ouvert jusqu'à la tête préalablement abaissée, j'ai largement incisé en croix la capsule, puis, sans toucher à l'ancien cotyle remplacé d'ailleurs par un tubercule, prenant point d'appui sur le bassin, j'ai fait glisser sur un levier spécial, construit pour la circonstance, la tête en avant, au niveau de l'ancien cotyle. J'ai fait, en somme, une transposition sanglante. Le résultat a été bon; je me propose de recommencer l'opération si l'occasion s'en présente.

Les vieilles luxations se feront de plus en plus rares, les parents étant bien avertis que l'âge le plus favorable au succès est de 4 à 6 ans ; et à cet âge, en principe, la réduction doit réussir.

Il est des cas qui se prêtent mal à la réduction, ce sont ceux où il y a une disproportion marquée entre le volume de la tête et celui de la cavité, et dans lesquels, d'autre part, la tête est en anteversion. La capsule y est généralement tordue sur elle-même, formant sablier : trois causes sérieuses d'échecs pour la méthode de réduction non sanglante. A ces cas j'ai opposé l'opération suivante : Ouverture de l'articulation, incision de la capsule sur la tête fémorale, suture des muscles et de la peau, plâtrage dans l'abduction et la rotation interne forcées. Donc c'est la réduction sanglante par la méthode de Lorenz sans le creusement de la cavité.

L'avantage est de réduire à coup sûr sans

le danger d'ankylose à peu près fatal dans le creusement du cotyle.

Les succès que m'a donnés cette méthode sont très encourageants ; je ne serais pas surpris qu'elle devînt la méthode de l'avenir au moins dans les cas réfractaires à la réduction non sanglante. La réduction d'une luxation congénitale est un traitement d'une assez longue durée : de un an à quinze mois. Il exige une attention soutenue et des soins persévérants. Les jeunes enfants ne peuvent la supporter que sous condition d'une santé excellente. Plus tard, après la reposition, il faut masser les masses musculaires et surveiller l'attitude du membre, car, non surveillé de près, le jeu encore instable des forces musculaires a une tendance à créer de mauvaises attitudes. C'est en ce moment, et pour fortifier les muscles, que les bains de mer, voire même les bains de sable, pourront être ordonnés avec profit.

Rachitisme.

Le rachitisme est l'aboutissant de toutes les mauvaises conditions d'hygiène, surtout de l'hygiène alimentaire, infligées à la première enfance. Au degré le plus grave, le rachitisme atteint tous les tissus, tous les organes ; l'enfant a mal partout, il crie pour si peu qu'on le touche ; la figure grippée, l'air indifférent, le regard perdu, la torpeur, le sérieux du visage lui donnent l'air d'un petit vieillard. A un degré moindre, le rachitisme tord seulement les bras ou les jambes, au lieu de déformer tout le squelette comme dans le cas précédent. Plus bénin encore, il peut ne se localiser qu'en un seul point : au thorax qui prend la forme en carène d'oiseau ou en entonnoir ; aux genoux qui deviennent bancals ou cagneux ; au rachis où il constitue des bosses généralement passagères ; au bassin qu'il rétrécit, préparant pour les jeunes femmes des accouchements difficiles.

Les rachitiques ont pour trait commun d'avoir un gros estomac, devenu tel par suite de tétées trop fréquentes ou trop abondantes au biberon ; ou d'une alimentation solide trop précoce. La mauvaise élaboration des aliments a pour conséquence la production de substances toxiques telles que l'acide butyrique, l'acide lactique qui se diffusent dans le corps et vont tout particulièrement troubler les phénomènes chimiques intracellulaires de la formation des os. D'autres causes s'ajoutent à celle-là : le climat : les villes de rachitiques par excellence sont Lyon et Glasgow, villes de brumes et de poussières industrielles ; l'air confiné des alcôves ou des chambres trop clauses : l'enfant privé d'air, oublié trop longtemps dans des langes mouillés y échappe difficilement. Le remède est dans le changement des conditions d'hygiène et dans le changement d'air.

La mer est en quelque sorte le remède *spécifique* des rachitiques. La transformation rapide qui se fait en eux a de tout temps et dans tous les pays, frappé tous les observateurs.

En 1876, le docteur Perrochaud envoyait à l'académie de médecine, qui discutait en ce moment l'utilité de l'ostéotomie pour le redressement des déviations rachitiques, opération alors en vogue en Allemagne, la communication suivante : « Les résultats obtenus à Berck ne peuvent laisser aucun doute sur la possibilité du redressement spontané et progressif des jambes chez les rachitiques, et les esprits les plus prévenus doivent se rendre à l'évidence...

La guérison des jeunes rachitiques envoyés au bord de la mer est la règle, et pour les exceptions, il faut tenir compte des manifestations scrofuleuses, qui compliquent si gravement le rachitisme... Comme un des exemples les plus remarquables de l'influence du traitement, je crois devoir citer le fait suivant :

Il y a seize ans, j'avais dans mon service des enfants assistés, une jeune fille de 12 ans, véritable cul-de-jatte, par suite de la distorsion des tibias et de l'incurvation des membres inférieurs appuyés assez fortement sur le bassin pour rendre la défécation presque impossible. Le traitement maritime exerça sur cette enfant une influence tellement heureuse, qu'au bout de deux ans, elle put marcher sans béquille.

Je vous signalerai encore le cas d'un enfant de 2 ans et demi, présentant une déformation si grande des membres inférieurs que les fémurs et les tibias formaient un cercle parfait ; par suite de cette incurvation excessive, la marche etait presque impossible. Après un séjour de douze mois, ce garçon fut renvoyé *complètement redressé*... A propos des appareils, je vous dirai que j'ai, à différentes reprises, essayé les appareils silicates comme moyen de sustentation et que j'ai dû y renoncer.

J'attribue mes insuccès à la rigidité de ces appareils et à la nécessité de les changer au fur et à mesure que les os se redressent. Plusieurs enfants sont arrivés à Berck avec un appareil mécanique : chez quelques-uns, leur application a paru donner de bons résultats ; chez d'autres, au contraire, j'ai dû les enlever à cause de leur poids, de la gêne et des douleurs qu'ils déterminaient. Je n'ose, du reste, donner mon opinion sur leur degré d'utilité, car presque tous nos rachitiques se redressent parfaitement sous l'influence du traitement marin.

Règle générale, je les laisse marcher à leur guise, soutenus par des béquilles ou livrés à eux-mêmes dès que la déambulation est possible.

L'âge où le traitement donne des résultats les plus marqués, est de deux à huit ans ; passé cet âge, les guérisons sont plus rares et demandent plus de temps.

Après douze à quatorze ans, le traitement maritime donne peu de résultats au point de vue de l'état local ; il y a, je crois, quelques exceptions heureuses, mais je ne puis citer dans ma pratique que le fait dont j'ai parlé.

Le traitement employé à Berck est le suivant : pendant l'été, deux bains par jour de deux à trois minutes ; après chaque bain, frictions excitantes et vin de quinquina ; l'hiver, un bain de mer chaud de quinze à vingt minutes, tous les deux jours ; tous les soirs, un à trois grammes de phosphate de chaux et, immédiatement après, deux à six cuillerées à bouche d'eau de mer.

J'ajouterai que jamais, ni mon collègue, M. Cazin, chirurgien de l'hôpital, ni moi, nous n'avons reconnu la nécessité d'une opération dans tous les cas que nous avons eu à traiter ; nous avions connaissance de la pratique préconisée en Allemagne, mais jamais nous n'en avons trouvé l'indication. »

A la suite de cette communication, l'ostéotomie chez les jeunes enfants rachitiques fut rejetée.

Tous les médecins maritimes pourraient citer des cures aussi remarquables : il y a deux ans, on m'envoyait une fillette de quatre ans, dont la jambe droite était tellement en *genu valgum*, qu'elle ne pouvait pas marcher sans le secours d'un appareil : six mois après, elle était guérie. L'été dernier, j'ai eu à traiter un petit garçon de trois ans incurvé des quatre membres, bossu des reins par-dessus le marché, incapable de se tenir debout, et criant chaque fois qu'on le prenait à bras : Trois mois après sa mine était transformée ; au bout de huit mois, il pouvait rentrer à Paris marchant et droit comme un enfant de son âge, bien portant.

Sans nier l'incontestable influence de l'air marin sur la nutrition intime du tissu osseux, quelques chirurgiens déconseillent les plages sablonneuses, dans la crainte que les efforts nécessités par la marche dans le sable n'exagèrent les déviations acquises.

La critique serait juste si en effet on laissait marcher les enfants dans le sable. On les asseoit sur le sable ; on les laisse se rouler à quatre pattes, on ne les laisse pas marcher. Quand on veut les faire marcher, on les porte à bras ou on les roule en voiture jusqu'aux sables durs, où ils trouvent un sol aussi résistant et aussi élastique qu'un plancher.

Les rachitiques jeunes guérissent plus vite que les rachitiques vieux, et d'autant plus vite qu'ils sont plus jeunes. La rapidité de la guérison, est toutes choses égales d'ailleurs, proportionnelle à l'activité de la croissance. Les rachitiques tardifs devront séjourner à la mer plus de temps que les rachitiques infantiles.

L'été dernier j'ai observé pendant quatre mois un garçon de douze ans, atteint de double *genu valgum* très accentué, dont le début remontait à neuf ans. Il y avait donc trois ans qu'il était malade ; les jambes s'étaient incurvées insensiblement, et il en était arrivé à ne plus pouvoir marcher, pour plusieurs raisons : il éprouvait des douleurs osseuses très pénibles ; les muscles refusaient de le porter ; les genoux s'entre-croisaient et s'embarrassaient l'un dans l'autre en marchant. Au bout du deuxième mois, les douleurs avaient disparu, la marche était possible ; mais la déviation restait pareille après les quatre mois de séjour, lorsque les parents l'ont repris. Parmi les déformations réfractaires, je citerai les déformations sternales : le sternum en carène ou en entonnoir ne disparaît généralement qu'à la puberté.

On ne donnera pas de bains de mer froid avant l'âge de trois ans. Mais on pourra donner des bains de mer chauds en baignoire. Certains jours, les tout jeunes enfants pourront être trempés dans les bâches. L'eau des bâches tranquille et chauffée par le soleil, idéalise un bain de mer chaud naturel. Les plus grands pourront y barboter plusieurs fois par jour ; ce barbotage masse les muscles et favorise le redressement des membres.

Dans la cure marine du rachitisme, ce qui opère, c'est moins le sable et l'eau de mer que l'air ; c'est l'air qui améliore l'appétit ; qui rend plus complète l'assimilation ; à la suite d'une meilleure élaboration alimentaire, les auto-intoxications cessant, les os se redressent et les muscles retrouvent leur énergie.

Dans le traitement du rachitisme, le régime a au moins autant d'importance que la cure d'air.

Paralysie infantile.

On voit beaucoup de paralytiques infantiles à la mer. On les envoie dans l'espoir d'améliorer leur état général et d'activer la restauration de leurs muscles malades. La santé de ces enfants laisse longtemps à désirer après l'attaque de paralysie : ils ont perdu l'appétit, ils digèrent mal, ils ont fréquemment des embarras gastriques ou de l'entérite. Or, peu d'espoir de guérison des muscles tant que l'estomac et l'intestin ne fonctionnent pas bien. En favorisant l'appétit, en améliorant la nutrition générale, la mer prépare et rend possible l'action des autres facteurs de guérison : les bains, le massage et l'électricité. Il est de l'intérêt du malade qu'il y soit envoyé le plus tôt possible, à moins toutefois qu'il ne soit exceptionnellement nerveux. Dans ce cas, on attendrait l'apaisement de cette irritabilité passagère. L'époque la plus favorable est à partir de mai pour les plages du Nord ; à partir de novembre pour les plages du Sud. Autant que la température pourra le permettre, l'enfant restera les pieds et les jambes nues ; on le laissera jouer et s'enterrer dans le sable ; on donnera des bains de sable à sa jambe malade, car le sable a une action excitante réelle ; je connais des enfants qui ont dû manifestement aux bains de sable le retour de leurs mouvements. Le barbotage dans les bâches chaudes, les bains de lame sont également excellents à la condition d'en user avec mesure, et sur les indications du médecin ; car les jambes paralysées se refroidissent et se fatiguent très vite.

La mer, sous toutes ses formes, est un stimulant de premier ordre, mais pas plus. A elle seule, elle ne saurait procurer la guérison qu'on doit demander au massage et à l'électricité réunis. Il faut électriser longtemps et sans relâche pendant plusieurs années de suite. Si l'on n'obtient pas toujours la résurrection des muscles paralysés, on obtient tout au moins l'allongement des os — ce qui diminue considérablement la boiterie — et l'augmentation de volume des muscles restés sains ou partiellements atteints, ce qui permettra de les greffer avec l'espoir d'un bon résultat sur les muscles définitivement détruits.

L'*anastomose musculo-tendineuse* est une excellente opération ; mais elle ne doit être proposée que longtemps, trois ou quatre ans après le début de la paralysie, lorsqu'on n'a plus rien à attendre du traitement médical. Dans bien des cas ce dernier, régulièrement et opiniâtrement suivi, réservera des surprises ; il fera revivre contre tout espoir des muscles qui paraissaient condamnés. J'ai eu en traitement un garçon qui doit avoir aujourd'hui 8 ans et qui, à l'âge de 3 ans, fut gravement atteint de paralysie infantile. Il vint à Berck une première fois au début dé l'hiver en 1897. Il ne pouvait pas tenir sur ses jambes, autrement qu'appuyé contre un meuble. Les muscles de la jambe gauche avaient conservé leurs mouvements quoique très affaiblis ; à la jambe droite, le jambier antérieur et l'extérieur commun n'esquissaient aucun mouvement. Trois mois après, les orteils commençaient à remuer. J'ai revu l'enfant dans l'été de 1902. Il avait retrouvé tous ses mouvements à l'exception de ceux du jambier antérieur, que tous les médecins consultés jusque là — et ils étaient une douzaine — avaient jugé irrémédiablement perdu. Je l'électrisai quand même ; au bout de six mois, j'eus la satisfaction de le voir revenir peu à peu à la vie. Quand l'enfant est parti, le tendon du muscle se dessinait sous la peau, aussi gros que le tendon du premier orteil. C'était donc quatre ans après avoir été frappé par la paralysie que ce muscle récupérait sa contractibilité : c'est un exemple manifeste des résultats surprenants qui peuvent couronner un traitement méthodique longtemps poursuivi.

Je ne prescris jamais d'appareil si le malade peut se tenir debout et marcher tant bien que mal. L'appareil alourdit et fatigue l'enfant, il est plutôt un obstacle à la guérison. Je le prescris quand il n'y a plus d'espoir et pour soutenir les jambes, ou les pieds ballants, que l'arthrodèse ne saurait améliorer.

L'arthrodèse est la dernière ressource du chirurgien, le seul traitement possible des pieds ballants, après échec du traitement médical, et toutes les fois que l'absence d'un nombre satisfaisant de muscles sains rend l'anastomose impossible. L'anastomose semble au contraire, une opération d'avenir. Pour l'avoir pratiquée trois fois, je m'en suis très bien trouvé. Mais les statistiques publiées sont trop récentes pour préjuger d'avance le jugement de l'avenir.

PARALYSIE PSEUDO-HYPERTROPHIQUE

La paralysie pseudo-hypertrophique peut bénéficier de la mer tant que les lésions de sclérose musculaire ne sont pas trop avancés. J'en ai observé et suivi pendant une assez longue période trois cas. Le premier, un garçon de 11 ans, était arrivé à un degré d'impotence à peu près complète : il ne pouvait plus marcher ; il pouvait même difficilement détacher les pieds du sol ; couché sur le ventre ou sur le dos, il lui était impossible de se relever ; il passait toutes ses journées assis. Il passa quatre mois à la mer sans résultat. Le second, garçon de 6 ans, passa une année à Berck. Il était moins malade que le premier ; il marchait mais sur la pointe des pieds, à cause de la rétraction des tendons d'Achille ; il pouvait se relever, bien qu'avec peine et en s'appuyant des deux mains sur les genoux ; il pouvait monter trois à quatre marches d'escalier. Au moment de son départ, il marchait sur la plante des pieds. -- Je lui avais sectionné les tendons d'Achille — sans ensellure ; il pouvait se coucher et se relever sans prendre d'appui ; il pouvait monter six à huit marches d'escalier. Je reçois chaque année de ses nouvelles. Le mieux s'est maintenu. Il a aujourd'hui 11 ans. Le troisième, garçon de 8 ans, présentait le même tableau symptomatique que le second, mais plus aggravé. Je l'ai gardé deux ans, sans amélioration sensible. Il avait souvent des embarras gastriques ; il était de plus très sensible au froid. Aussi les bains de mer lui étaient tout à fait contraires. Ils le laissaient courbaturé pour deux jours.

Je crois que, prise à temps, cette redoutable maladie peut être enrayée. Il ne faut pas attendre que la paralysie ait fait trop de progrès. Il faut la prendre sitôt le diagnostic posé ; puis commencer immédiatement sans relâche, en toute saison *et quotidiennement* un traitement kinésithérapique, fait surtout de massage et de gymnastique suédoise, d'électricité à courants continus de temps en temps. Il faut poursuivre le traitement jusqu'après la puberté. A ce compte, mais à ce compte seulement, on peut espérer sauver les muscles d'une prompte et irrémédiable déchéance. Le résultat en vaut certes la peine. Mais quelle patience ! et qu'elle est rare !

MALADIE DE LITTLE

Bien que les enfants atteints de la maladie de Little soient généralement irritables, taquins et querelleurs, je n'ai pas constaté que la mer eût une influence fâcheuse sur leur mauvais caractère naturel ; tous ceux que j'ai observés engraissaient et se portaient à merveille pour le plus grand bien de leur intelligence, de leur sociabilité, de leur rigidité spasmodique. J'ai vu guérir deux cas de rigidité spasmodique du membre supérieur après deux à trois mois de séjour à la mer sans aucun traitement. Par contre, j'ai dû toujours intervenir pour vaincre la flexion du genou ou l'équinisme du pied.

La ténotomie donne un succès immédiat et sans récidive. Elle est, d'autre part, d'une bénignité absolue. Dans un cas, jai ajouté à la ténotomie des muscles poplités, l'anastomose d'une partie des muscles sectionnés avec le triceps fémoral. Le résultat a été excellent, meilleur, m'a-t-il semblé, qu'il ne l'eût été avec la seule ténotomie. Quelle que soit la souplesse qu'on puisse donner à leurs membres, le résultat fonctionnel sera, chez ces enfants, en rapport de leur état mental. Il sera à peu près parfait, si l'intelligence n'a pas subi de graves atteintes. Avec les idiots, il sera tel que l'éducation pourra le faire ; c'est dire qu'à côté du chirurgien, il faudra une mère ou une parente qui ait la patience et le dévouement voulus pour refaire jour par jour l'éducation de la marche, pour créer une fonction dont l'enfant a perdu la conscience.

TARSALGIE

Les pieds plats légers s'améliorent facilement au bord de la mer par le repos, les bains de sable et de mer, en y joignant du massage. C'est un trouble de croissance, ayant des affinités cliniques avec le *genu valgum*, et comme tel il subira l'heureuse influence des modificateurs généraux, de la mer qui est de tous le plus puissant. J'ai vu disparaître des douleurs et l'impotence chez une jeune fille de 13 ans, au bout de deux mois de bain de mer. Elle ne pouvait porter auparavant que des chaussures spéciales ; elle pouvait chausser après la saison des bottines de confection. Avec son double pied plat, elle présentait un léger degré de cyphose.

Pour les pieds plats graves, du troisième degré, il faudrait recourir au redressement forcé ou à l'ablation de l'astragale.

ADENITES CERVICALES

Les adénites cervicales se présentent sous plusieurs aspects :

a) Petites et dures ;

b) Grosses et dures ;

c) Purulentes aigües ;

d) Purulentes chroniques ;

e) A l'état d'ulcération ou de fistule.

Quels qu'en soient le volume et l'aspect, l'origine est la même, une affection permanente ou passagère de l'un des organes de la tête : yeux, oreilles, nez, lèvres, bouche, dents, gorge, cuir chevelu, etc.

Prise au début, l'inflammation locale guérit rapidement et sa guérison entraîne celle du ganglion correspondant. Il n'en est pas toujours ainsi surtout quand l'inflammation réitère à tout bout de champ sur un terrain profondément lymphatique. Il arrive alors que le microbe envahisseur survit à la maladie initiale, passe d'un ganglion à l'autre, s'enkyste pour échapper à la phagocytose, frayant trop souvent la voie au bacille tuberculeux.

L'adénite est plus grave chez l'adulte que chez l'enfant, parce qu'elle est ordinairement, chez lui, l'indice révélateur d'une tuberculose pulmonaire latente. Jusqu'à quinze ans l'adénite ne menace pas la vie : c'est une tuberculose locale, de guérison certaine, dans les milieux et avec des soins appropriés, comme toutes les tuberculoses locales ; après quinze ans, c'est la généralisation imminente, si les adénites sont dures et multiples ; c'est la chronicité indéfinie, si les adénites sont ulcérées, comme l'attestent les légendes attachées aux écrouelles : il ne fallait rien moins autrefois que l'imposition des mains de nos rois, le jour de leur sacre, pour les guérir.

Il faut donc se défaire de ces glandes avant

la puberté. C'est de rigueur si l'on veut s'épargner pour l'avenir de tristes aléas.

a) Quand elles sont petites, nombreuses, disséminées en nombre incalculable sous la mâchoire inférieure, le long du cou ou de la nuque, invisibles ou peu visibles, peu marquantes, indolores, roulant sous le doigt qui les cherche comme des grains de plomb, les adénites s'appellent de l'ensemble de leurs caractères : micropoly-adénite. Attribut constant de lymphatisme, elles apparaissent généralement après après une ou plusieurs maladies infectieuses. Comme nombre et comme volume elles sont à l'étiage de l'état général, augmentant quand la santé baisse, baissant quand la santé augmente. Elles ne comportent pas de traitement local, un séjour à la mer de durée suffisante les fait toujours disparaître.

b) Mais ces petites adénites sont susceptibles de grossir ou sous des coups répétés de l'inflammation causale ou par l'apport du bacille tuberculeux. Isolées ou groupées, elles forment alors sous la peau un relief nettement apparent, de dimensions variables depuis la noisette jusqu'à l'œuf de poule. La main qui les palpe les sent tantôt libres, dures, roulant facilement sous le doigt ; tantôt adhérentes aux tissus voisins, empâtés par leur voisinage, et formant d'énormes paquets. On les trouve au-devant des oreilles ; à l'angle des mâchoires ; dans le menton ; sur les côtés de la nuque ; le long des carotides, etc. Elles donnent à la physionomie un air plus ou moins hébété.

Dans le traitement il faut envisager plusieurs cas :

L'adénite est unique, sous-maxillaire ou retro-maxillaire. Elle a pour origine une dent cariée ou une inflammation localisée de la gorge, amygdales ou adénaïdes. La cause trouvée, on la trouve toujours quand on la cherche bien, la guérison suivra à bref délai, un ou deux ans au plus. L'ablation au bistouri réussit également bien et sans récidive généralement, à la condition qu'on détruise en même temps la cause. Mais elle laisse une cicatrice qu'il est du devoir du médecin d'éviter à son malade, dès l'instant qu'on peut guérir sans cela. Si la cause enlevée ou guérie depuis quelque temps déjà, l'adénite persiste sans qu'elle manifeste de la tendance à la résorption spontanée, peut-on provoquer artificiellement la résorption ? — Longtemps on a eu recours aux pommades à base d'iode, de mercure, de plomb, pour ne parler que des médicaments susceptibles de quelque efficacité. Elles réussissent quelquefois ; il n'y a pas d'ailleurs d'inconvénients à en faire l'essai. Mais le plus souvent elles n'auront d'autre effet que de graisser les habits. Les injections interstitielles, en honneur depuis quelques années, sont plus efficaces, soit qu'on poursuive la sclérose de l'adénite, soit qu'on veuille la transformer en abcès aseptique. La seconde méthode, la suppuration artificielle de l'adénite, me paraît mériter la préférence parce qu'elle est plus expéditive et d'une réelle efficacité.

Comme liquide modificateur, j'emploie le phénol sulforiciné ; je l'introduis à la dose de 4 à 5 gouttes dans le corps même de l'adénite ; si le surlendemain l'abcès n'est pas formé, je renouvelle l'injection à la même dose. Deux injections suffisent pour donner un adénophlegmon, lequel s'accompagne de fièvre, de douleur, de courbature, comme les adénophlegmons de nature microbienne. Je ponctionne. Puis, quand ce premier abcès est guéri, je renouvelle l'injection dans ce qui reste de l'adénite; j'obtiens un nouveau phlegmon que je ponctionne, et ainsi de suite jusqu'à fonte complète de l'adénite.

Il faut généralement de 4 à 5 injections pour amener un résultat; en tout six semaines. Les adénites multiples, bilatérales, ne sont justifiables ni de l'ablation au bistouri — en dehors de la récidive à peu près fatale surtout chez l'adulte, où elles sont presque toujours un symptôme de tuberculose pulmonaire; le bistouri laissera de longues cicatrices, chéloïdiennes parfois s'il y a de la suppuration, et nul ne peut se flatter de l'éviter s'il tombe sur un ganglion ramolli qui crève et infecte la plaie — ni des injections interstitielles : il les faudrait trop nombreuses; par suite, elles prendraient un temps illimité, sans compter qu'elles pourraient compromettre la santé du malade. Il n'y a pas d'autre traitement pour cette catégorie que le traitement général : changement d'air, séjour prolongé à la mer, nourriture abondante, et comme modificateurs généraux l'huile de foie de morue et l'arsenic. Les injections de cacodylate de soude m'ont donné quelques succès.

Il en est qui sont rebelles à toute médication,

et parmi celles-là les unes prennent tout de suite un caractère malin, présentant l'aspect du lymphadénome, se multipliant très vite, grossissant à l'excès, s'accompagnant d'accès fébriles, et gagnant les aisselles. La mer leur donne un coup de fouet : elle précipite le dénouement ; les autres restent longtemps stationnaires, très longtemps, jusqu'au jour où, selon l'expression courante, elles tombent sur la poitrine et enlèvent le malade. Aussi sera-t-il prudent d'éloigner de la mer tout porteur d'adénites bilatérales, qui aura de la fièvre ou des accès de fièvre et chez lequel on ne verra pas de rémission au bout de quelques semaines.

c) A un moment donné, l'adénite peut sortir de sa torpeur et se transformer en phlegmon, soit par le fait du changement de pays — la mer produit parfois de ces surprises — soit et surtout par l'effort de microbes nouveaux à la suite d'angine, d'otorrhées, d'ophtalmies, d'eczémas de la face ou du cuir chevelu, etc. L'ordinaire pratique des médecins peu au courant des services que rend la *ponction* est d'ouvrir l'abcès d'un *large* coup de bistouri. Pour éviter la cicatrice que laisse la large incision, il est préférable de donner issue au pus au moyen de la pointe d'un bistouri fin ou du trocart. L'inconvénient des ponctions est qu'il faut les renouveler plusieurs fois, autant de fois que se renouvelle le pus. L'avantage est qu'il ne reste pas de trace des multiples piqûres qui ont été faites. Si les cris de l'enfant ou l'énervement des parents sont tels qu'on ne puisse pas pousser ce traitement jusqu'au bout, on peut adopter une méthode de traitement qui participe à la fois de la piqûre et de l'incision : c'est le drainage capillaire de l'abcès qui consiste à le traverser de part en part au moyen d'une aiguille armée d'un faisceau de crins dont on noue les extrémités ; l'écoulement du pus se fait goutte à goutte ; la cicatrice insignifiante est réduite à deux points.

d) D'autres fois, la suppuration s'établit sans tapage, sans phénomène douloureux, avec une augmentation légère du volume de l'adénite. Le ramollissement se fait tantôt au centre, tantôt à la périphérie de l'adénite. Lorsqu'elle commence par le centre, la caséification se fait méthodiquement, couche par couche en quelque sorte, ne devenant fluctuante que lorsque toute la masse ganglionnaire y a passé, réalisant l'abcès froid type, qui se traite et se guérit comme tous les abcès froids par la ponction suivie d'injections modificatrices. Il est plus fréquent de voir la caséification débuter par la périphérie. Elle s'annonce par une rougeur de la peau, sous laquelle le doigt explorateur reconnaît une capsule pleine de pus et creusée aux dépens de l'adénite. Si l'on n'y prend garde, la peau s'amincit très vite, le pus ayant tendance à s'extérioriser. Il faut arriver à temps, avant que l'inoculation ne soit complète, si l'on veut éviter la perforation spontanée et la cicatrice chéloïdienne qui en est la conséquence. La ponction doit porter de préférence en peau saine, à distance du centre de ramollissement. Il faut injecter non pas de l'éther iodoformé qui distend la poche, mais du naphtol camphré ou du phénol sulforiciné, lesquels favorisent la suppuration avec des risques moindres de crever la poche. Il ne faut pas réitérer trop souvent la ponction, car la peau s'use à la longue ; et il faut laisser au pus déjà formé le temps d'engendrer d'autre pus. Pour cela, on n'obtient que la guérison de l'abcès déjà formé, mais le reste de l'adénite échappe à notre action. Malgré toutes les précautions, l'abcès crève parfois ; mais la cicatrisation ne tarde guère, grâce à l'influence préalable des injections antiseptiques; elle a lieu bien plus vite que dans les perforations spontanées.

e) De toutes les formes d'adénites, l'adénite fistuleuse est de beaucoup la plus ingrate à traiter. Que faire en présence d'un cou présentant une ou plusieurs fistules, une ou plusieurs ulcérations et bourré d'autre part d'adénites indurées, grandes ou petites? On peut d'abord rassurer le malade sur l'heureuse fin de ses glandes! en règle générale, toute adénite qui suppure tend vers la guérison. Le pis qui puisse arriver, c'est la transformation en « écrouelles » par infiltration progressive de la peau par le bacille tuberculeux, sorte de placard lupique dont on ne voit jamais la fin. C'est à cela qu'aboutissent souvent les adénites fistuleuses insuffisamment traitées au début.

Beaucoup les opèrent. L'ablation aboutit presque toujours à l'échec. Il est presque impossible de tout enlever; non moins impossible de faire une opération strictement aseptique; aussi c'est la récidive à coup sûr. Le gain se réduit pour le malade à une immense balafre chéloïdienne. Ayant l'occasion d'en avoir un cas sous la main que je traite depuis environ huit mois et qui marche à grands pas vers la guérison, je vais exposer comment je suis arrivé à ce résultat.

Ma malade, une jeune fille de 18 ans, avait été traitée depuis près d'un an à Paris, par des injections de naphtol camphré, qui n'avaient eu d'autre résultat que de lui laisser trois fistules. Ces fistules étaient à gauche ; elles correspondaient chacune à un groupe ganglionnaire, l'un carotidien, l'autre sous-maxillaire, le troisième latéro-cervical ; de plus elle portait une vaste ulcération gommeuse au niveau de l'articulation sterno-claviculaire du même côté. A droite le cou était bourré de grosses glandes indurées, légèrement adhérentes et douloureuses à la pression. La jeune fille portait le cou raide, empâté ; elle ne pouvait se tourner que tout d'une pièce. Elle avait été envoyée à la mer parce qu'on désespérait de la guérir à Paris. L'idée fut bonne ; en trois mois elle avait augmenté d'une vingtaine de livres ; et les glandes se ressentirent aussitôt de cet engraissement rapide ; grâce à l'application d'emplâtres de Vigo, l'ulcération gommeuse guérissait quatre mois après son arrivée ; je fis des injections intra-ganglionnaires de phénol sulforiciné (trois à quatre gouttes par injection et une injection par semaine), dans les adénites suppurées ; et celles-ci se vidèrent peu à peu. Actuellement, il n'en reste qu'un petit noyau à cicatriser et une cicatrice encore rouge. En même temps les adénites de droite, *auxquelles je n'ai pas touché*, se sont peu à peu désagrégées, devenant de plus en plus indolentes et mobiles. De la grosseur d'une noix qu'elles avaient au début, elles sont tombées au volume d'une noisette ou d'un haricot : dans quelques semaines elles auront probablement disparu. J'ai prescrit à cette jeune fille d'avoir le cou entièrement découvert pour éviter tout frottement d'habits. C'est là une des conditions essentielles de la guérison : il faut non seulement supprimer le col, tout espèce de cols, mais même le gros pansement ouaté dans lequel sont empaquetés généralement tous les cous fistuleux. Elle s'enveloppait le cou d'une simple gaze stérilisée, posée mollement, non serrée, à seule fin de dérober sa plaie aux regards du public.

Pour nous, l'intégrité de la peau du cou est un dogme thérapeutique. C'est pourquoi nous donnons le pas dans le traitement des adénites au traitement médical, aux modificateurs généraux et locaux, sur le traitement chirurgical.

MALADIES GÉNITO-URINAIRES

Chez l'enfant. — La plus fréquente est l'incontinence d'urine. On en connaît les ennuis mais pas encore le remède souverain. J'ai vu quelques enfants cesser d'être incontinents à la mer : ils devenaient propres quand ils se portaient mieux : l'incontinence était chez eux le résultat de la faiblesse générale. Chez les nerveux et ils le sont presque tous, la mer ne fait rien. Au début, ils sont généralement propres : ça dure quinze jours, trois semaines, un mois puis ça recommence pour ne finir qu'aux approches de la puberté. Chez la petite fille, surtout quand elle est de famille pauvre, on trouve fréquemment de la *vulvo-vaginite.* D'origine infectieuse presque toujours, elle est entretenue par le manque de propreté et par l'état lymphatique du sujet. Le changement de milieu, les soins, le retour de la santé, les bains en ont facilement raison.

Chez l'homme. — Il n'y a guère de saison où des jeunes gens ne viennent me demander si les bains de mer sont contraires à la chaude-pisse, à la chaudepisse chronique, bien entendu. En général les bains ravivent l'écoulement. La goutte, d'opalescente, devient franchement blanche en même temps que se produisent des irradiations douloureuses dans la région et une légère congestion de la prostrate. Cela suffit comme contre-indication. Parfois ces malaises ne sont que temporaires, ils disparaissent après les quatre ou cinq premiers bains ; la goutte redevient plus muqueuse que purulente ; dans ce cas on peut continuer les bains ; la guérison peut même s'en suivre, comme chez un jeune homme que j'ai connu et qui se guérit, après le dixième bain, d'une blennhorrée qu'il traînait depuis quatre ou cinq ans.

Le testicule tuberculeux bénéficie au même titre et pour les mêmes raisons que les autres tuberculoses locales d'un séjour à la mer. La chirurgie conservatrice a, là, comme dans les os, détrôné la chirurgie radicale. On n'enlève plus le testicule tuberculeux ; on le soigne ; on le guérit au moyen d'injections ou de pansements locaux, auxquels on peut joindre des curettages limités au trajet fistuleux.

Chez l'homme encore jeune, *l'anaphrodisie, l'impuissance, la spermatorrhée*, quand elles ne sont pas symptomatiques d'une affection de la moelle ou du cerveau, indiquent un état neurasthénique profond. A ce titre surtout si la neurasthénie n'est qu'accidentelle, le repos et les bains exerceront une salutaire influence.

Chez la femme. — La santé des organes génitaux est d'importance primordiale. Plus d'espoir de bonheur pour les « éternelles blessées » qui sont affligées de perpétuelles pertes blanches, de règles irrégulières, de déviations douloureuses, d'inflammation des annexes, etc. Il faut apporter à l'intégrité de ces organes des soins attentifs ; c'est le devoir des mères pour les jeunes filles ; c'est le devoir et l'intérêt des femmes pour elles-mêmes.

Les pertes blanches commencent déjà dans l'enfance, pour beaucoup de femmes, avec la vulvo-vaginite ; elles continuent à l'époque de la formation, entretenues par l'anémie, par la crise de la formation ; elles s'aggravent par le mariage et les grossesses, et avec elles les maux de reins, d'estomac et de dos, les palpitations, les essouflements, les vertiges, les céphalées qui leur forment cortège.

La guérison de *ces leucorrées de faiblesse* s'obtient surtout par le traitement général. Les bains de mer agissent à la fois comme topique et comme modificateurs généraux. Avant le bain froid, pour tâter la susceptibilité de la femme et de crainte de lésions annexielles, je prescris une série de bains chauds ; puis je recommande les bains en eau tranquille, dans les bâches ; et quand la femme a repris de la force, elle peut prendre le bain de lames. Le retour de la santé fait disparaître les pertes.

Les leucorrées infectieuses dues à une métrite aiguë ou subaiguë contre-indiquent les bains froids ; il en est de même de toute douleur dans la région des annexes. Je les permets aux femmes qui n'ont plus que de petites pertes insignifiantes à l'époque des règles, reste d'une ancienne métrite ; par l'action tonique, par le massage passif que le bain exerce sur les organes abdominaux, ce reliquat finit par disparaître.

Menstrues. — Chez un grand nombre de baigneuses, la mer avance les règles de trois à quatre jours. Elles sont en outre plus abondantes et elles durent un à deux jours de plus.

Il est de règle d'interrompre les bains à ce moment. Pourtant les matelotes n'y regardent pas de si près. Pour aller débarquer le poisson ; pour faire passer à leur homme qui prend la mer les derniers agrés ou la bouteille d'eau-de-vie ; pour cueillir le poisson dans les parcs ; pour pêcher la crevette ou pour porter aux halles à deux kilomètres de la mer, encore toute ruisselantes et les jupes collées aux reins, le poisson tout frais, il leur est indifférent qu'elles soient ou non dans leurs règles. Elles n'en ressentent aucun trouble. Je ne conseillerai pas aux terriennes peu habituées à la mer de les imiter. Il n'y a d'ailleurs aucun intérêt à le faire sauf peut-être pour celles qui ont des règles irrégulières ou trop peu abondantes et qui sont déjà habituées à la mer. Dans ce cas, les bains de mer continués pendant les règles, les augmentent, les favorisent en excitant la torpeur de l'utérus.

Par contre, j'ai connu des jeunes filles, récemment réglées, relevant d'anémie, dont les menstrues s'interrompaient à la mer, par le seul fait du séjour, sans avoir pris de bain ; et, coïncidence curieuse, contradictoire même avec les idées communément admises à ce sujet, la santé ne subissait aucune atteinte de cette suppression ; elles se portaient plutôt mieux. L'interruption durait tant que durait leur séjour à la mer ; les règles disparaissaient chez elles sans que la santé fut altérée en même temps.

Mêmes contradictions dans la métrite hémorrhagique. En général, les pertes sont plus abondantes à la mer ; elles durent de 8 à 15 jours ; elles fatiguent beaucoup, au point qu'il y a des femmes qui perdent le sommeil et l'appétit. D'autres voient, au contraire, au bout de 3 à 4 mois, leurs règles s'améliorer et se régulariser : on peut l'expliquer par le relèvement général, qui a son contre-coup sur la tonicité de l'utérus ; par les bains qui, pris d'abord chauds, puis progressivement froids, puis en pleine mer, comme tout le monde, décongestionnent l'utérus tout en le fortifiant.

Je conseille les bains chauds, d'abord, les bains froids ensuite, aux femmes qui souffrent de déviations ou de prolapsus légers.

A part la métrite aigüe, les lésions des annexes, et dans certains cas la métrite hémorrhagique, la plupart des troubles utérins tenait à des reliques inflammatoires, à la faiblesse de l'organe, à son fonctionnement irrégulier, au relâchement de ses ligaments, bénéficieront du séjour et d'une cure de bains de mer judicieusement pris.

On croit dans le public que la mer favorise les grossesses. J'ai eu, l'été dernier, comme cliente, une dame qui me disait ne plus vouloir revenir à la mer parce que chaque fois elle en revenait enceinte.

En dehors des causes extra-médicales qui peuvent intervenir, je crois qu'une meilleure menstruation, que la résolution des exsudats inflammatoires, que la tonicité des muscles et des ligaments peuvent favoriser la conception et jusqu'à un certain point, justifier la croyance populaire.

Les affections purulentes aiguës ou chroniques qui intéressent les reins, la vessie, les organes génitaux contre-indiquent les bains, sinon le séjour. Elles relèvent d'abord et avant tout du traitement médico-chirurgical ; je n'ai pas à m'en occuper ici.

Médecine.

ESTOMAC. — INTESTINS

Estomac. — L'atonie des fonctions digestives est une maladie commune à la plupart des baigneurs. Ils sont dyspeptiques parce qu'ils sont fatigués, que la fatigue vienne d'un abus alimentaire quelconque, ou d'une intoxication chronique : tabac, alcool, morphine, etc., ou d'une maladie aiguë ou chronique, ou d'une convalescence trop prolongée ou de sports, ou d'études, ou de spéculations forcées, ou d'un excès de travail, ou d'un excès de noce, ou d'une poussée de croissance trop active.

La fatigue demande le repos, le repos au grand air ! il n'en faut pas davantage pour que l'estomac, momentanément insuffisant, mais non malade, se reprenne à fonctionner.

La mer et les bains sont aussi très utiles aux dyspepsies *hyposthéniques*, à ceux dont l'estomac clapote peu ou prou, qui digèrent difficilement, qui ont des pesanteurs, des bouffées, des baillements dans les heures qui suivent les repas.

Le séjour — *mais non les bains* — pourra être prescrit aux dyspepsies *hypersthéniques*, c'est-à-dire aux malades qui souffrent de phénomènes irritatifs : crampes, vomissements, brûlures, etc.

Une recommandation de la plus haute importance à faire aux dyspeptiques, c'est de se méfier de *l'appétit glouton* des premiers temps de leur séjour. Le plaisir de manger, inconnu depuis longtemps par la plupart d'entre eux, les pousse à trop manger ; l'estomac, déshabitué d'une nourriture surabondante, se révolte au bout de quelques jours ; de là un accès de fièvre de mer et d'embarras gastrique. Il est prudent de rester, au moins la première semaine, en deça de sa faim. Il est également recommandé de ne pas se départir de la régularité de l'heure de ses repas ; il est bon, quand l'appétit commence à ralentir, de prendre un purgatif, et de rester un jour à la demi-diète.

Constipation. — L'atonie stomacale a généralement pour corollaire l'atonie intestinale ;

quand l'estomac est paresseux, l'intestin l'est aussi. Pour la santé, la constipation est au moins aussi redoutable que la dyspepsie. L'une et l'autre sont difficiles à guérir. J'ai vu à la mer de nombreuses guérisons spontanées de constipation : quelquefois par le seul effet du séjour ; le plus souvent à la suite de bains à la lame bien pris, c'est-à-dire pris de telle façon que la vague naissante vienne battre et se dérouler sur le ventre. Le bain doit être quotidien. A ce moyen, j'ajoute dans les cas rebelles, un grand verre d'eau de mer pris le matin à jeûn ; et si cela ne suffit pas, je prescris quelques séances de massage. Aucune constipation n'a résisté jusqu'ici à l'ensemble de ces moyens thérapeutiques.

Entérite muco-membraneuse. — De jour en jour plus fréquente comme l'arthritisme et la mauvaise hygiène alimentaire dont elle est la fille, l'entérite musco-membraneuse nous réserve chaque année de nombreuses surprises. Tel enfant, sitôt après son arrivée, par le seul fait de son changement de séjour, a un accès formidable ; tel autre ne peut pas mettre les pieds dans l'eau sans voir revenir sa fièvre et ses peaux ; tel autre, au contraire guérit son entérite par une cure de bains. En raison de cette diversité d'effets, il est assez difficile de donner des indications précises. Mes observations m'ont toutefois appris : qu'il ne fallait pas venir à la mer quand l'entérite est en pleine évolution aiguë ; qu'il fallait se déplacer entre deux crises ; qu'au début du séjour, il fallait être parcimonieux de la mer ; qu'on devait surveiller tout spécialement le développement de l'appétit et resteindre plutôt dans les premiers temps la nourriture de l'enfant ; qu'il fallait se garer du froid aux pieds ; et qu'avant de se risquer à baigner l'enfant, il fallait tâter sa susceptibilité en le promenant dans les bâches.

Les bains ne seront autorisés, en dehors de l'état de crise, qu'aux enfants qui font vivement leur réaction. Si les bains sont supportés, le résultat est merveilleux. J'ai vu des enfants guérir radicalement après une dizaine de bains.

Auto-intoxications chroniques et diarrhées. — Tout dérangement intestinal ayant pour cause une maladie chronique de faiblesse : tuberculose, anémie, chlorose, convalescence, diarrhée des pays chauds, etc., trouvera à la mer une guérison plus rapide. L'activité plus grande des combustions organiques aura pour résultat de rendre plus facile l'élimination des produits toxiques en les solubilisant plus vite.

Les bains — mais non le séjour — seront interdits à tous ceux qui seront doués d'une sensibilité intestinale trop vive, qui, pour le moindre froid, ont des coliques, des accès de gastralgie ou d'entéralgie, aux porteurs d'ulcères, à tous ceux, en un mot, dont l'estomac et l'intestin sont trop irritables.

MALADIES DU CŒUR ET DES VAISSEAUX. — ANÉMIE. — CHLOROSE

On n'envoie pas à la mer, de propos délibéré, les malades atteints d'une affection chronique du cœur ou des vaisseaux. Reste à savoir jusqu'à quel point et de quelle manière la mer peut leur être utile ou funeste. Nombre de gens consultent à ce sujet, soit qu'ils veuillent aller à la mer pour leur propre compte, soit qu'ils désirent accompagner leur famille. Sans vouloir entrer dans le détail de chacune des maladies de cœur, ce qui est hors de proportion avec ce livre, je rappelerai qu'il y a une distinction capitale à faire entre le vrai cardiaque et le faux cardiaque.

Les vrais cardiaques ne sentent pas leur cœur en temps ordinaire, dès l'instant que les lésions sont compensées. Ils n'éprouvent de la dyspnée, des palpitations, de l'arythmie que sous l'influence d'un effort, de l'ascension d'un escalier, d'une marche un peu rapide, d'une marche contre le vent, d'une émotion, d'une digestion pénible. L'air de la mer est trop fort pour eux à cause de sa forte pression et de son agitation permanente. Ils ne devront aller sur la plage que les jours de calme plat ; ils pourront sortir en ville par les brises modérées ; ils devront rester chez eux par les vents forts. Les vieux cardiaques emphysémateux, se trouvent généralement bien, non pas du séjour direct en bordure de mer, mais de la résidence dans une station balnéaire. J'ai connu un vieillard qui, forcé de se retirer des affaires, à la suite de crises d'athsme trop fréquentes, avait choisi Berck comme résidence, après une saison dont il s'était fort bien trouvé. Il disait ne bien respirer qu'à la mer. Il a vécu jusqu'à 80 ans, avec un cœur d'une incroyable arythmie. Je pourrais en citer d'autres, par exemple une dame d'un certain âge forcée de vivre à la mer, et qui s'accommode à merveille d'une angine de poitrine qu'elle a depuis quatre ans. Au fond il n'y a rien d'étonnant à cela. La mer augmente l'amplitude respiratoire. Les baigneurs, à leur arrivée, ont la sensation de respirer jusqu'au fond ; la vivacité de l'air les excite à faire de larges inspirations ; ils sont comme allégés ; d'autre part, l'action vaso-motrice des capillaires étant plus grande, la circulation périphérique est plus active, ce qu'attestent la rougeur et le hâle des téguments : d'où une décongestion des centres, une hématose plus riche, des digestions plus faciles, et comme conséquence, un bien-être général.

Les cardiaques atteints de dilatation ou d'affaiblissement musculaire du cœur pourraient réaliser sur la plage « la cure de terrain », que les Allemands pratiquent sur des terrains en pente, spécialement choisis à cet effet. Ils gradueraient le temps à passer sur la plage comme ils graduent le nombre de kilomètres, et la durée d'exposition à la brise, comme eux, la rapidité de la pente. Nul doute que ce mode de gymnastique suédoise ne développât l'énergie du muscle cardiaque.

Les bains demeurent interdits. Nombre de cardiaques latents qui se baignent de leur chef et dans l'ignorance de leur lésion, paient, chaque année, d'une syncope souvent mortelle, une imprudence qu'une consultation préalable leur eût épargnée.

Les faux cardiaques appartiennent à tous les âges, à toutes les classes de la société. Ils sont nombreux parmi les hystériques, les neurasthéniques, les agités cérébraux et surtout parmi les dyspeptiques; les jeunes filles à l'époque de la formation; les femmes à l'époque de la ménopause; les jeunes gens en cours d'examens sont tout particulièrement sujets aux palpitations; il en est de même de ceux qui fument ou qui boivent de trop, et de ceux qui ont une existence trop mouvementée. Aux palpitations se joignent d'autres sensations qui effraient beaucoup les malades; des douleurs lancinantes, des étreintes, des défaillances. Mais tout malade qui consulte pour des palpitations peut être présumé exempt d'une maladie de cœur (Potain). Le repos, une meilleure hygiène alimentaire, la privation d'alcool et de tabac, l'éloignement de toute cause de contrariété, le grand air feront tomber les palpitations chez la plupart; les bains achèveront ensuite le rétablissement de la santé. Les bains et même le séjour maritime seront défendus aux nerveux qui sont dans un état d'éréthisme cardio-vasculaire permanent, aux neurasthéniques qui ne peuvent se défaire de leur sensation de froid, aux agités qui se plaignent constamment de bouffées de chaleur.

Les artères ne sont pas seulement des conduits inertes chargés de conduire le sang du cœur aux extrémités. Elles ont une vie physiologique propre qui leur permet, suivant les besoins locaux ou généraux de l'organisme, suivant les excitatioins externes ou internes, d'augmenter ou de diminuer la quantité de sang nécessaire à chaque région. A ce titre, elles subiront fortement le contre coup des variations, de la vivacité, de la pression du climat marin. En arrivant sur la plage, pendant le premier quart d'heure, et même plus longtemps si l'on reste immobile, on éprouve une sensation de froid due au resserrement des artères, à laquelle succède une sensation de chaleur, qui se traduit par un besoin d'activité chez les uns, par un sentiment de bien-être chez les autres. Les capillaires se dilatent, les mains et la figure sont rouges ; chez quelques uns, l'effet dépasse le but ; ils se retirent avec de la migraine et des névralgies. Deux heures après, on a une faim intense; et le soir, on est accablé de fatigue. Les bains produisent les mêmes effets, mais sur tout le corps, et avec une intensité beaucoup plus considérable. Il faut des artères relativement jeunes et assez solides pour supporter sans danger les coups de bélier de la pression sanguine. Aussi les malades atteints d'anévrysme, de dégénérescence artérielle, d'artérite chronique avancée s'abstiendront d'aller à la mer, surtout de prendre des bains. Au contraire, les jeunes filles et les garçons, en voie de développement, dont les artères encore trop étroites, livrent difficilement passage à la quantité de sang qu'exige la rapide croissance à l'époque de la puberté, trouveront dans la mer un aide précieux tant pour enrichir leur sang un peu pauvre que pour mettre en jeu l'élasticité de leurs vaisseaux. Les bains ne leur seront toutefois permis que lorsqu'ils n'auront plus de palpitations ni de dyspnée. J'ai eu l'occasion, en septembre 1902, de soigner un jeune homme de dix-sept ans, dont le pouls donnait, lorsqu'il est arrivé, 40 pulsations à la minute ; dix jours après, le pouls tombait à 29 pulsations ; il n'avait rien au cœur, pas au moins de lésion apparente; de famille très bien portante, mais arthritique, il ne souffrait que de constipation opiniâtre et d'atonie stomacale; il était soigné depuis longtemps pour son estomac; mais c'était la première fois que, par hasard, il avait découvert lui-même la lenteur de son pouls. Il était extrêmement sensible au froid: il était gelé sur la plage, même quand il faisait du soleil; j'essayai de le remonter au moyen de la caféine, puis de la kola, sans résultat appréciable. Pensant que la constipation était pour quelque chose dans son état, je le fis masser; le massage lui réussit admirablement. Avec le rétablissement de l'appétit et des selles régulières, le pouls remonta insensiblement de 30 à 35, de 35 à 42, puis à 50, puis à 60 au moment de son départ; je l'ai revu dernièrement, son pouls est normal, et la santé des meilleures.

A ce jeune homme, la mer était plutôt funeste au début, quand le pouls était au-dessous de 50 pulsations; il s'y refroidissait. Sur la fin de son séjour, il y allait par plaisir : car il éprouvait un besoin d'activité qu'il n'avait pas dans son châlet

ANÉMIE. — CHLOROSE.

L'anémie, symptôme d'autres maladies, suit le sort de ces maladies. Elle s'aggrave ou s'améliore avec elles. Le séjour à la mer, corroboré plus tard par les bains après la disparition des palpitations et de la dyspnée, est souverain dans toutes les anémies consécutives aux maladies aiguës, aux excès de travail, aux souffrances physiques et morales; quand cesse la cause, à la dyspepsie, aux troubles de croissance, aux surmenages scolaire, professionnel, etc. Il est au contraire inutile ou nuisible ainsi que les bains dans les anémies consécutives à une maladie incurable comme le cancer interne, à la phtisie aux affections chirurgicales réclamant d'abord l'œuvre du chirurgien, dans les anémies *pernicieuses*, dans les leucémies, dans les œdèmes, dans les lymphômes bénins ou malins et d'une façon générale dans toutes les anémies fébriles et dans celles qui se composent d'*œdèmes locaux*.

L'anémie prétuberculeuse tantôt guérit, tantôt s'aggrave au bord de la mer. Elle suit le sort de la tuberculose latente dont elle est le symptôme prémonitoire. Si cette tuberculose est de nature torpide, que le malade ait une température basse, sans réactions fébriles, la mer est tout indiquée ; il ne faut pas plus de trois mois pour que le changement s'opère. Si au contraire, l'anémique prétuberculeux est sujet à des poussées fébriles, si sa température normale se maintient au-dessus de 37°, si au bout de trois mois ses joues sont encore pâles, son appétit médiocre, la dyspnée constante et les tissus bouffis, il ne faut pas hésiter à le faire partir. S'il prolonge son séjour à la mer, il reste sous le coup d'une phtisie imminente. J'en ai vu quelques cas. Je me méfie surtout des anémies qui présentent de l'œdème malléolaire vers le soir.

Pour la chlorose, la cure marine est aussi souvent déconseillée que prescrite. Selon Hayem, elle peut ne pas nuire quand les malades vont simplement se reposer au bord de la mer et manifestent des signes de dépression momentanée ; elle aggrave l'anémie, dans le cas contraire, en exagérant l'excitabilité nerveuse, surtout lorsqu'on fait intervenir les bains de mer.

Huchard réserve la mer aux chloroses torpides évoluant sur un terrain strumeux et lymphatique.

On conseille plutôt le séjour à la campagne ou sur les plateaux ne dépassant pas 1000 mètres.

J'ai gardé l'observation de deux chlorotiques types, jaunes comme un citron, anhélantes au point de ne pas pouvoir faire plus d'un kilomètre à pied, ne mangeant pas, dormant mal, ayant épuisé toute la gamme des ferrugineux. L'une et l'autre avaient des antécédents tuberculeux. Elles sont venues à la mer de la campagne. L'une en un mois de temps était transformée ; l'autre pouvait reprendre son métier de bonne à tout faire après trois ou quatre mois de séjour.

Que la chlorose soit due à une auto-intoxication d'origine utérine ou à une maladie du sang caractérisée par les malformations et la fragilité des globules rouges sur lesquels agiraient des influences héréditaires, elle est avant tout une maladie de croissance, une maladie de la puberté. A ce titre, elle doit bénéficier de la mer comme toutes les autres maladies de croissance. Et d'après mon observation personnelle, elle n'y a jamais manqué. Que la céphalée, les vertiges, les palpitations, l'essoufflement, les névralgies commandent d'user de la plage avec une certaine prudence, de ne pas y aller les premiers jours, de ne pas y aller par les fortes brises dans les premiers temps, de n'y rester qu'un temps progressivement étendu, d'accord ! Il peut se rencontrer des chlorotiques qui ne supportent pas la mer ; mais cela tient à d'autres causes qu'à la chlorose proprement dite, à un tempérament trop nerveux, à une tuberculose en imminence, ou à un régime alimentaire défectueux. Les bains ne seront autorisés qu'après la disparition de tous les symptômes aigus, que lorsque l'irritabilité nerveuse sera apaisée.

TUBERCULOSE PULMONAIRE

S'il est vrai que le climat idéal du phtisique soit un climat qui se recommande par la stabilité thermique, barométrique, hygrométrique, par la chaleur tempérée, par l'absence des vents, surtout continentaux, par un sol perméable ou en pente ; il faut reconnaître que les climats maritimes du Nord, vifs et excitants, sujets à de brusques variations de température, à de violentes tempêtes, sont peu faits pour leur convenir. De fait, sur les poitrinaires fébricitants venus à Berck pour une cure, la mer à des effets déplorables :

Elle rend nettement fébriles les tuberculoses subfébriles : les températures vespérales de 37°5, 37°7 passent rapidement à 38°, 38°5 ;

Elle rend galopantes les tuberculoses à fièvre modérée. De 38°, de 38°5, la température monte vite à 39°, 40°, 40°5, surtout si le malade, croyant bien faire, passe trop de temps sur la plage ;

Elle rend continue la fièvre intermittente de certains phtisiques ;

Elle augmente l'oppression, la dyspnée des tuberculoses sécrétantes quel qu'en soit le degré ;

Elle provoque les congestions, les hémoptysies des tuberculoses éréthiques.

Certes, à côté des cas les plus nombreux auxquel la Manche est funeste, il me serait facile de développer une longue liste de poitrinaires, qui ont trouvé dans ce pays, soit la guérison, soit une étonnante prolongation de la maladie. J'en connais qui sont là depuis cinq, dix, douze ans, se portant à merveille.

D'autres, même les porteurs de cavernes, y trouvent souvent une amélioration passagère, une augmentation d'appétit et de poids, qui leur entr'ouvre de meilleures espérances, jusqu'au jour ou une saute de vent imprévue ramène la congestion et la fièvre.

Les précautions à prendre sont trop grandes, les risques à courir trop nombreux pour que le poitrinaire confirmé vienne perdre son temps sur nos côtes. Il se trouvera mieux du soleil du Midi, des forêts d'Arcachon, ou du Home Sanatorium de la plaine ou de la montagne. Il serait d'ailleurs imprudent d'attirer chez nous cette clientèle. Berck est devenu un immense sanatorium d'enfants, dont la plupart anémiques, scrofuleux, plus ou moins suspects dans leur passé héréditaire, serait un terrain éminemment propice à l'éclosion bacillaire. Notre devoir est d'éloigner d'eux tout danger de contagion.

L'air de la mer convient surtout à la grande famille des *prétuberculeux*, aux fils de poitrinaires, aux enfants anémiques, à tous ceux dont le thorax rétréci, sans muscle, renferme un poumon remplissant mal sa tâche, à ceux qui ont eu une enfance pénible, semée d'un tas d'accidents qui gênent leur croissance; aux jeunes gens alanguis par la fatigue des classes et qui portent déjà dans la transparence bleue de la sclérotique le signe de la fatale maladie ; aux jeunes filles étiolées par une vie trop sédentaire ou par leur formation trop difficile. En dehors de l'action excitante de l'air salin sur la nutrition générale, les puissantes brises de l'Océan font la respiration plus large, plus active ; constamment sollicités, les poumons se distendent mieux dans une cage thoracique que des muscles fortifiés par l'exercice au grand air du large élargissent davantage. Aux poitrinaires qui viendraient s'égarer sur nos côtes et qui voudraient y rester, je donnerai les conseils suivants :

Pas de bains, les bains sont dangereux, même pour ceux qui sont suspects simplement de tuberculose. Un simple bain peut ramener la toux et l'amaigrissement. J'en ai vu de nombreux exemples.

Les heures les plus favorables pour se rendre sur la plage sont de 9 heures du matin à 6 heures du soir, l'été, en dehors des brises de terre et de mer toujours fraîches et qu'il est préférable d'éviter. Sur la plage, le malade évitera le fouet direct du vent dominant, l'exposition trop prolongée à la brise, d'où qu'elle souffle, il s'abritera derrière sa cabine ou un bateau; de préférence il se tiendra non pas à la limite de la marée, mais un peu en arrière, à la limite des sables secs et des sables mouillés. Il alternera les jeux et les repos pour ne pas se refroidir; il aura toujours avec lui, même quand le temps est beau, un vêtement supplémentaire, pardessus ou fichu, de crainte d'être surpris par un brusque changement de température.

MALADIES NERVEUSES

Il est peu de personnes se disant ou se croyant « nerveuses » parce qu'elles éprouvent des impatiences, des tiraillements, des malaises plus ou moins bizarres qui ne consultent pour savoir si la mer leur sera ou non contraire.

Les névrosés sont nombreux, mais les nerveux accidentels qui ne doivent leur énervement qu'à la fatigue, qu'au surmenage, qu'à des troubles moraux, qu'à un estomac dyspeptique, sont légion.

Les premiers, les névrosés constitutionnels, hystériques, neurasthéniques, déséquilibrés, *les maboules* de toute catégorie n'auront pas toujours à se louer d'un séjour à la mer. Cela se voit de suite aux symptômes suivants : les uns sont pris de vertiges, d'éblouissements ; d'autres se sentent serrés aux tempes comme dans un étau sitôt qu'ils arrivent sur la plage ; il y en a qui éprouvent comme la sensation d'un poids sur les épaules ou sur la poitrine ; les coléreux deviennent insupportables, irascibles, dangereux pour la tranquillité de l'entourage ; les déprimés ont de fréquentes envies de pleurer ; aux uns comme aux autres l'appétit et le sommeil ne tardent pas à manquer : ce qui redouble leur irritabilité. C'est surtout quand il va faire du vent que leurs nerfs se tordent à les faire crier.

Et pourtant, que d'exceptions ! J'ai connu une jeune dame qui était sortie récemment d'une maison d'aliénés : on l'avait envoyée à la mer pour remonter sa santé physique fortement ébranlée. Elle me fit appeler parce qu'elle ne dormait pas, pour lui donner un médicament qui la fasse dormir. Je lui dis : « Madame, patientez un peu ; vous allez peut-être dormir à la mer sans besoin de rien ». Quelques jours après, elle m'apprenait qu'elle dormait à poings fermés ; que le soir elle tombait à table de sommeil, de fatigue. Elle repartait au bout de deux mois, complètement transformée, grasse et calmée.

Le sommeil est, en effet, la pierre de touche du bien ou du mal que peut faire la mer aux nerveux. Tout nerveux qui perd ou qui ne retrouve pas le sommeil à la mer doit être renvoyé. J'ai remarqué que dans beaucoup de cas le degré de fatigue y jouait un grand rôle. L'air marin, les bains, surtout quand ils sont pris un peu longs, fatiguent en général beaucoup, principalement dans les premières semaines. Une fatigue modérée facilitera le sommeil, que troublera tout au contraire un excès de fatigue.

Seront interdits le séjour et les bains aux épileptiques, aux hémiplégiques, à ceux qui ont déjà eu des congestions cérébrales, aux paralytiques généraux, aux ataxiques en période de douleurs.

L'interdiction de la mer aux « nerveux » est plus discutable. Et d'abord, qu'entendre par « nerveux » ? — Est « nerveuse » selon le sens vulgaire des mots, toute personne im-

11

pressionnable à l'excès, qui s'irrite des moindres choses, qu'un rien contrarie, d'une mauvaise humeur habituelle, qui passe sans mesure d'un extrême à l'autre, impuissante à maîtriser ses impressions. Il est des personnes, des neuro-arthritiques généralement à qui ce caractère est naturel. L'inconstance des climats marins, les variations de température, les sautes du vent, la fatigue qui résulte de leurs fatigues physiques jointes à leurs secousses morales est faite pour aggraver leur caractère.

Aussi à la mer elles perdent assez souvent l'appétit et le sommeil : elles doivent s'en éloigner. D'autres puisent leur irritabilité nerveuse dans des désordres organiques : abus de toutes sortes, surmenage intellectuel, émotion des affaires, vie de fêtes et de plaisirs mondains, chagrins et tristesse, mauvais estomac, épuisement nerveux, lassitude générale. Celles-là trouveront dans les longues siestes sur le sable le repos réparateur. Loin de toute agitation, à l'abri des entraînements, ils pourront à l'aise « recharger leurs piles », retrouver leur force nerveuse. Ils n'ont qu'à se laisser vivre au grand air. Pour les femmes, l'irritabilité nerveuse a souvent sa cause dans un état maladif de la matrice ou des annexes. Il faut d'abord traiter cette cause, et la paix vient ensuite.

Jules SIMON ne veut pas qu'on envoie à la mer les enfants irritables issus de parents hystériques ou épileptiques. « Le séjour même des plages est mauvais pour ces jeunes névropathes, car en dehors des bains, ils respirent un air excitant. »

J'avoue que j'ai vu peu d'enfants réputés nerveux à qui le séjour à la mer ait été contraire. S'il y en a qui deviennent acariâtres, méchants, volontaires, qui perdent l'appétit et le sommeil, on les renverra.

Céphalées. — Il est des baigneurs qui ne peuvent pas passer deux heures à la plage sans en rapporter un fort mal de tête ; d'autres ont seulement la migraine quand il fait du grand vent ; d'autres quand ils se baignent ; les adolescents sujets aux céphalées les ont très vives au début du séjour ; mais au fur et à mesure que la santé s'améliore, les céphalées se font de plus en plus rares, et vers la troisième semaine elles ont généralement disparu. Les adultes souffrants de maux de tête ne sont pas aussi favorisés, ils s'acclimatent plus difficilement ; ils ne peuvent pas prendre de bains, ni même se promener sur la plage si peu que la brise soit forte. Ce sont pour la plupart des neuro-arthritiques ; ils ne supportent pas la mer.

Chorée. — Bien qu'elle soit dans beaucoup de cas de nature rhumatismale, la chorée guérit fort bien au bord de la mer. Les choréiques sont en même temps des anémiques ; et c'est en modifiant l'anémie que la mer a une action salutaire. Les bains sont défendus.

Névralgies. — Je ne conseille pas la mer aux personnes sujettes aux névralgies rhumatismales, à la sciatique, aux douleurs d'épaule, aux névralgies intercostales, aux névralgies dentaires. Les douleurs se réveillent ; elles se ravivent quand elles sont latentes. Il est d'autres névralgies, *sine materia*, qui sont le triste privilège des anémiques, les névralgies faciales principalement, qui pourront s'améliorer ou même disparaître à la mer, peu à peu, à mesure du rétablissement de la santé, à la condition que l'anémique s'acclimate par degrés ; qu'il évite dans les premiers temps de s'exposer au vent ou même à la brise alternative de terre et de mer. Un conseil utile aux personnes sujettes aux névralgies, c'est de ne pas rester longtemps à la même place, pour ne pas exposer trop longtemps un même côté du corps au vent qui souffle et au refroidissement qui peut s'en suivre. Un grand nombre d'accès de névralgies n'ont pas d'autre cause.

Les névralgiques ne doivent pas prendre de bains.

RHUMATISME. — GOUTTE. — DIABÈTE. — OBÉSITÉ. MALADIES DES REINS ET DU FOIE. PÉRITONITE TUBERCULEUSE

Dans une atmosphère humide comme celle du littoral, il est intéressant d'observer combien le rhumatisme est rare : il est inconnu, jusqu'au nom, de la plupart des marins. Et pourtant ils vivent dans les conditions en apparence les plus propres à le provoquer ; subissant, à la mer, les intempéries habituelles, les grains, les sautes de vent, le froid engourdissant du large, mal abrités dans leurs barques moyenâgeuses, séchant sur leur corps la pluie qui les mouille, embarquant et débarquant en pleine eau sur la grève, ayant de l'eau jusqu'à la ceinture. C'est que l'humidité de la mer est bien différente de celle des vallées encaissées de la montagne, pays classique du rhumatisme ; elle est moins pénétrante et plus vite dissipée à cause de la perpétuelle agitation de l'air marin ; on n'y connaît pas, comme à la montagne, les petites pluies fines persistantes, ni les brouillards stagnants qui tombent dès la chute du jour et qui ne s'en vont que tard au matin.

Les rhumatisants, étrangers au pays, sont au contraire très sujets aux douleurs et d'une extrême sensibilité au froid de la brise. Il en est peu qui échappent aux douleurs lancinantes erratiques dans les premiers temps de leur séjour ; mais il est rare de voir survenir une attaque de rhumatisme aigu.

Les bains leur sont interdits. Mais avec quelques précautions, ils peuvent progressivement s'acclimater et bénéficier de leur séjour au point de vue genéral. J'en connais qui, souffrant beaucoup au début, en arrivent, par une accoutumance graduelle, à ne rien sentir au bout d'une semaine ou deux. Leurs douleurs se réveillent, si par hasard ils sont surpris par une saute de vent, ou s'ils restent trop longtemps sur place exposés à la brise.

Goutte. — La mer ne fait rien à la goutte : elle ne l'aggrave ni ne l'améliore.

Diabète. — Il en est de même du diabète. J'ai connu, toutefois, des diabétiques qui m'ont dit se porter mieux à la mer que chez eux, qu'ils se sentaient plus forts, que leur soif était moins vive.

Obésité. — Les obèses, en quête d'un moyen qui les fasse maigrir, essaient de tout, même de la mer : il en est à qui cela réussit, ce sont les obèses par défaut, comme le dit A. Robin, ceux qui présentent des échanges réduits, et un coefficient azoté abaissé. La mer est contre-indiquée chez les obèses par excès, dont les échanges sont en hausse.

Les bains fréquents font maigrir. L'obèse tenté de faire une cure devra, au préalable, s'assurer que ses reins, son foie, son cœur et ses poumons sont sains, pour ne pas s'exposer à une syncope, pour ne pas faire éclater les symptômes aigus d'une maladie organique, jusque là latente. Sur l'autorisation de son médecin, il pourra prendre un, même deux bains par jour, d'une certaine durée. A ce régime, doublé d'une diététique spéciale, il pourra certainement perdre quelques kilos de graisse, et retrouver un équilibre plus stable de ses recettes et de ses dépenses.

Maladie des reins. Albuminurie. — Les suppurations vésicales et rénales contre-indiquent les bains et même le séjour à la mer. Il en est de même de l'albuminurie, qui s'aggrave très vite. Toutefois, l'albuminurie, d'ordre chirurgical, peut-être enrayée, si la dégénérescence du rein n'est trop profonde, par une meilleure antisepsie, par un drainage plus parfait des vieilles fistules ou des cavités qui suppurent. Si, malgré tout, l'albuminurie persiste, il ne faudra pas tarder à renvoyer le malade avant que n'éclatent les accidents aigus, qui, d'ordinaire, se précipitent au bord de la mer.

Maladies du foie. — Toute personne sujette aux coliques hépatiques, à la jaunisse, à une affection quelconque du foie, doit éviter d'aller à la mer.

Seuls, j'ai vu s'améliorer les enfants atteints, comme on dit vulgairement, de tempérament bilieux, pourvus d'un teint mat un peu jaune, sujets aux petits ictères à répétition, aux embarras gastriques, à tous les accidents des auto-intoxications chroniques. Au fur et à mesure que leur digestion s'améliore, le teint blanchit ; et j'en ai vu partir, frais et roses, qui étaient arrivés un peu jaunes et blafards, guéris en même temps de leur dyspepsie et de leur constipation opiniâtre.

Péritonite tuberculeuse. — Seule la péritonite atone, sans fièvre, sans douleurs bien appréciables, caractérisée par du ballonnement et par un empâtement léger, est justiciable de la mer, du séjour seulement, non des bains.

C'est une tuberculose bénigne ; elle subit à la mer le sort de la plupart des tuberculoses locales. Elle guérit sans intervention, généralement assez vite et sans laisser de traces apparentes. La présence de la fièvre est une contre-indication absolue même du séjour.

MALADIES DE LA PEAU

Voici comment le docteur Thibierge appréciait, au Congrès de thalassothérapie de 1894, l'action de la mer sur les dermatoses :

« Dans l'interprétation du traitement marin sur les dermatoses, on tiendra compte de deux éléments, son influence sur les dermatoses mêmes et sur l'état général. Ces deux éléments peuvent agir en sens opposé, favorable pour l'un, défavorable pour l'autre. Prenons comme exemple le lupus. L'état général scrofulo-tuberculeux est favorablement influencé, mais les lésions locales sont toujours aggravées par les plages excitantes. Dans les formes ulcéreuses et végétantes, les plages calmes ne donnent souvent même que des résultats défavorables. L'impétigo des sujets lymphatiques peut guérir au bord de la mer. Mais il est bon de ne les envoyer qu'après qu'on a guéri la lésion locale par les moyens appropriés. Certains eczémas survenus chez des sujets lymphatiques sont améliorés par le traitement marin ; mais il y a contre-indication dans les cas où l'eczéma est suintant, irritable. Les lichens peuvent être aggravés par le séjour au bord de la mer, surtout sur les plages froides du nord. Les urticariens seront prévenus qu'ils peuvent, par un séjour au bord de la mer, éprouver des poussées urticariennes. L'acné rosé, le lupus érythémateux, les pigmentations du visage sont aggravés par le séjour à la mer, ou le vent détermine des congestions faciales d'intensité variable. »

Mes observations concordent d'une facon générale avec celles du docteur Thibierge. J'ai vu s'aggraver les lupus, surtout les lupus ulcéreux, particulièrement pendant l'hiver; l'été, les lupus érythémateux ne subissent pas d'aggravation sensible ; ils pâlissent même un peu. Les eczémas, les pithyriasis, l'impétigo en général, les dermatoses des sujets lymphatiques, les dermatoses sèches, non les dermatoses suintantes, guérissent au bord de la mer.

L'acné, quand il ne guérit pas, s'améliore beaucoup. C'est une dermatose de la puberté, liée le plus souvent à un état dyspeptique, et directement influencé par une meilleure nutrition. Je me souviens d'une jeune fille de 14 ans, venue à la mer pour l'anémie, dont la figure était criblée de boutons. Au bout de quatre mois, elle était complètement blanchie.

L'acné rosé, la couperose, se comporte moins bien. L'air marin, vaso-dilateur énergiqne, accentue la rougeur des pommettes et du nez.

Les psoriasis ne me paraissent influencés ni en bien ni en mal. J'en observe trois depuis huit ans ; ils restent stationnaires. J'en ai guéri un quatrième. C'était un plongeur de café, un malheureux qui avait subi, trois ans auparavant, l'amputation de la jambe pour une arthrite tuberculeuse du cou-de-pied. Le psoriasis était tellement généralisé, qu'il aurait été difficile de trouver sur son corps deux centimètres de peau saine. Soumis à la liqueur de Fowler, il avala, par erreur, quatre fois la dose prescrite, ce qui faisait environ 40 à 50 gouttes par jour. Il eut une légère intoxication à la suite de laquelle les plaques disparurent pour ne plus revenir.

Les gommes scrofuleuses suivent à la mer leur évolution habituelle : elles se résorbent ou elles suppurent plus vite à la mer qu'à la ville, car l'évolution est plus active, et plus active aussi la cicatrisation, hâtée qu'elle est par l'action de la mer sur les boutons charnus.

J'ai vu deux cas d'*ichtyose*, deux coxalgiques. La coxalgie a guéri, mais l'ichtyose est restée, sans changement apparent.

Je soigne en ce moment un cas de *prurigo* congénital. Le malheureux, fils de parents morts phtisiques, avait, à son arrivée, les quatre membres, plus le cou et la partie antérieure du thorax, absolument labourés par des lésions de grattage. Grâce à une meilleure santé, grâce aussi, il faut le dire, aux heureux effets de l'huile de cade, il ne lui reste plus que des plaques discrètes sur les membres, dont la guérison est prochaine.

A la mer, les enfants sont moins sujets aux *engelures*. Elles guérissent, en outre, plus rapidement.

Par contre, la mer favorise l'apparition de quelques dermatoses, entre autres l'urticaire. Lss prédisposés voient apparaître leurs boutons dès leur arrivée sur la plage, sans qu'ils aient mangé du poisson ou pris de bains. D'autres se grattent après les premiers bains ; d'autres, toutes les fois qu'ils mangent du poisson, surtout des coquillages. Chez les enfants, l'affection est plus qu'ennuyeuse ; elle peut couper l'appétit et le sommeil ; les bébés sont grognons ; j'ai vu chez quelques-uns d'énormes boursoufflures des lèvres et des paupières, effrayantes au premier abord. Mais les plus gros accidents disparaissent dans l'espace d'une nuit. Ils récidivent rarement, sauf dans l'urticaire à répétition, dont les attaques trop fréquentes peuvent créer une contre-indication. La mer fait surgir encore une foule d'éruptions diverses, bizarres d'aspect, par plaques, ou disséminées sans ordre, parfois généralisées, ressemblant de tous points à la rougeole ou à la varicelle, voire même à la scarlatine. Elles évoluent sans fièvre, sans souffrance, et ne durent que quelques jours. Il importe d'être prévenu pour ne pas s'égarer dans le diagnostic.

Les éphélides font le désespoir des jeunes femmes. Elles donnent aux blondes le masque d'une grossesse; elles tatouent les brunes comme des mulâtresses. Les teints résistants se hâlent simplement. Le hâle comme les taches de rousseur sont produits par le grand air et soleil de la plage. Les indigènes pas plus que les baigneurs de casinos n'y sont exposés. Aussi le hâle est la marque caractéristique d'un bon traitement marin. A la ville tout cela disparaît; la peau se décolore à la lumière tamisée des appartements.

Un autre accident redouté est *le coup de soleil*. On l'attrape facilement, même à l'ombre, même à la chaleur diffuse des nuages, si l'on a la peau blonde et délicate et si l'on met les jambes à nu trop tôt. Généralement c'est en se séchant au soleil après un bain, ou en restant trop longtemps exposé aux rayons du soleil qu'il se produit. Il entame la peau sans qu'on le sente ; et si l'on sent quelque chose, c'est plutôt une démangeaison, une petite chaleur qu'une brûlure. Si, le plus souvent, l'épiderme seul est intéressé, d'autres fois, la peau est prise en entier, même les tissus sous-jacents jusqu'à l'os, jusqu'à la brûlure du troisième degré. J'ai vu des baigneurs immobilisés de la sorte pendant un mois avec des souffrances atroces qui leur enlevaient le sommeil et l'appétit. Le coup de soleil peut donc constituer un accident grave dont il faudra se méfier au début du séjour surtout. La précaution est bien simple : ne pas s'exposer les jambes nues aux rayons du soleil avant que la peau n'ait été légèrement brunie et tannée en quelque sorte par le grand air ; éviter surtout de sécher les jambes au soleil après un bain de mer ; se promener de préférence en bordure des flots ; avoir soin, si l'on flâne sur les sables secs, d'abaisser le pantalon sur les jambes ou de se mettre à l'ombre d'une cabine.

Organes des sens

MALADIES DU NEZ ET DE LA GORGE

Plus que tout autre organe, le nez ressentira soit en bien soit en mal, l'influence, ici immédiate, de l'air marin.

Rhinites purulentes infantiles. — On sait combien est grand le nombre d'enfants morveux. Cela commence pour la plupart dès le berceau :

Un premier rhume de cerveau sur lequel s'en greffe un autre et puis une série, aggravés par toutes les maladies infectieuses qui viennent ensuite : rougeole, scarlatine, diphtérie, etc. La muqueuse, chroniquement infectée, infecte à son tour le tissu adénoïdien de la gorge, lequel en échange entretient l'infection nasale : que de dangers dans ce cercle vicieux ! soit que les microbes remontent le long des voies lacrymales pour infecter le sac lacrymal, la conjonctive, la cornée ; soit qu'ils pénètrent par la trompe d'Eustache dans l'oreille moyenne pour y produire l'otorrhée si rebelle : soit qu'ils descendent le long des voies aériennes pour y être la cause de toux incessantes, de bronchites à répétition, précurseurs fréquents de la bronchopneumonie ou de la tuberculose pulmonaire. Il n'est pas jusqu'à la déglutition des mucosités elle-même qui ne soit un sérieux ennui par les dyspepsies qu'elles engendrent! Chez beaucoup d'enfants, le nez morveux ne sèche qu'à la puberté. Dans le peuple on ne s'en inquiète pas beaucoup : un coup de mouchoir de temps en temps et à défaut, la frotte du revers de main résument toute l'hygiène. Dans la bourgeoisie, on est plus attentif surtout si la rhinite s'accompagne de quelque complication du côté des organes adjacents.

Il n'est pas très commode de tarir cette sécrétion muco-purulente et pour plusieurs raisons : à cause du lymphatisme sous-jacent, de la chronicité de l'infection, de la difficulté d'un traitement local efficace. Un traitement rationnel doit viser: d'abord l'état général. (Il faut envoyer l'enfant au grand air), puis la désinfection de la gorge. Je l'obtiens par le curettage ou par les cautérisations au nitrate d'argent; enfin la désinfection de la muqueuse nasale qui s'obtient à peu près par les injections nasales, par les pommades ou par les poudres à base d'acide borique. Chez quelques enfants à lymphatisme invetéré cette thérapeutique est tout à fait impuissante. Il leur faut quelque chose de plus. C'est à ceux-là que je conseille un séjour de 6 mois sur une plage sablonneuse. Sur le bord des flots, l'air pur et salin, excitera la sécrétion physiologique du mucus nasal, le meilleur des antiseptiques du nez, et sur les sables secs, l'air sec et surchauffé assèchera leurs sécrétions morbides.

Ozène. — L'ozène est l'aboutissant ultime des rhinites purulentes négligées de l'enfance, selon les uns ; c'est plus vraisemblablement, selon les autres, une maladie spécifique déterminée par un microbe spécial, non encore sûrement authentifié. L'ozène est caractérisé anatomiquement par une atrophie lentement progressive des cornets : cliniquement par la production de croûtes d'où se dégage une odeur repoussante. Comme l'ozène ne reconnaît pas toujours la même cause, il y a des ozènateux qui guérissent et d'autres qui s'améliorent seulement. Pour le malade comme pour l'entourage, la disparition de la fétidité, même si la production des croûtes continue, équivaut à une guérison.

L'eau de mer détache très bien les mucosités. Après l'injection, la muqueuse nasale est rose, luisante, de bel aspect ; il faut environ deux litres pour un nettoyage complet ; au début, et quand l'atrophie n'est pas encore trop marquée, elle n'est pas tolérée pure, il faut l'additionner d'environ un tiers d'eau bouillie ; au bout d'un mois d'accoutumance, on peut la donner pure ; l'air marin respiré en bordure, excite par le sel qu'il contient et par sa vivacité, la sécrétion nasale. Le malade se mouche, lui qui ne se mouchait jamais ; les mucosités restent plus molles, plus fluides, elles n'adhèrent point à la muqueuse ; elles n'ont pas le temps de se charger de fétidité d'un lavage à l'autre. La conséquence est qu'au bout d'un certain temps, l'ozènateux respire mieux ; il mange mieux aussi, n'étant plus empoisonné par la fétidité de ses sécrétions ; il redevient gai, sachant qu'il n'incommode plus ses voisins.

J'ai vu et suivi beaucoup d'ozénateux. J'ai obtenu deux guérisons. Tous ont été sensiblement améliorés et presque tous, à l'exception de deux ou trois, débarrassés définitivement, sinon des croûtes, au moins de la punaisie.

La mer convient également aux *rhinites vestibulaires.* Elles sont généralement l'expression d'un état lymphatique : en bien comme en mal, elles en partagent le sort.

Pour les adultes sujets à l'*asthme des foins*, le séjour à la mer est tout indiqué à l'époque de la floraison, de mai à juillet. Il l'est moins pour ceux qui souffrent de *rhinite hypertrophique.* L'air salin excite et gonfle la muqueuse nasale, déjà hyperexcitable. Aussi, nombre de personnes ne peuvent aller à la plage sans en rapporter leur coryza. Elles sont plus tourmentées qu'ailleurs par les nombreux réflexes qui sont l'apanage de cette affection : palpitations, fausses attaques d'asthme, faux croup, larmoiement, cauchemars, etc. Le seul moyen d'y remédier est la réduction chirurgicale de l'hypertrophie. Après, le séjour à la mer est facilement toléré.

On ne peut pas espérer d'un séjour marin la guérison des *sinusites.* Il faut les opérer d'abord. Après l'intervention, elles bénéficieront de l'asepsie naturelle que l'air salin réalise dans les fosses nasales.

Nous voyons beaucoup d'enfants atteints *d'hypertrophie des amygdales* ou *de végétations adénoïdes*, souvent des deux à la fois.

Par leur volume autant que par l'infection dont elles sont le siège, ces masses adénoïdiennes exposent à une série d'accidents dont les uns immédiats : respiration bucale, angines, bronchites, suppurations d'oreilles, surdité, et les autres éloignés : anémie, retard de développement physique et intellectuel, étroitesse de la poitrine, dyspepsie, tuberculose parfois (le bacille tuberculeux a été constaté dans les végétations comme dans les amygdales hypertrophiées).

A côté de ces accidents viennent s'en grouper d'autres, plus spécialement dûs à l'infection : la rhinite, les inflammations lymphatiques des yeux, l'eczéma et l'hypertrophie de la lèvre supérieure, les adénites multiples du cou. Elles donnent à l'adénoïdien cet aspect d'enfant soufreteux, arriéré, mal parti, vrai type de l'enfant *scrofuleux*.

Il serait puéril de compter sur l'action de la

mer pour amener la résolution de ces masses adénoïdiennes. D'ailleurs, les indigènes du littoral y sont sujets comme ceux de l'intérieur, et c'est un Danois, Meyer, qui le premier a découvert les végétations sur les enfants de son pays. Pour mon compte, je n'ai jamais vu rétrocéder une amygdale, pas même une granulation, à la suite d'un séjour prolongé. L'ablation en est le seul et vrai traitement.

L'action de la mer est surtout bienfaisante après l'opération ; elle améliore le terrain lymphatique ; elle prévient ou elle guérit les infections secondaires qui suivent l'ablation. Si beaucoup d'enfants restent adénoïdiens, malgré l'opération, si les végétations repoussent quelquefois, la cause en est à ce que l'infection, dont ces productions étaient le siège, continue. Un adénoïdien ne peut être déclaré guéri que lorsque toute trace de muco-pus a disparu de sa gorge. Jusque-là, opéré ou non, il reste susceptible des mêmes accidents. C'est sur ce muco-pus et sur le lymphatisme sous-jacent que la mer fait merveille.

Les mêmes considérations s'appliquent aux enfants atteints d'*adénoïdite chronique* sans végétation proprement dites : l'affection consiste en quelques îlots de granulations autour desquelles serpentent des filaments de muco-pus. En arrivant à la mer ces enfants, saisis par la vivacité de l'air, toussent en général davantage ; ils sont pris la nuit de quintes très vives, fréquentes, compliquées parfois de faux croup. Il faut leur défendre la plage pendant les cinq à six premiers jours et les acclimater progressivement. Le mieux est encore de traiter d'abord localement les granulations elles-mêmes, de les détruire soit par le galvano-cautère, soit par le nitrate d'argent ou l'acide chromique. A la mer de tonifier ensuite la muqueuse et d'assécher les sécrétions morbides.

Granuleux adultes. — Les granuleux adultes sont très sensibles à la fraîcheur de la brise. Pour peu qu'ils causent sur la plage, ou même sans causer, s'ils y vont par le vent, ils en reviennent la voix cassée, la gorge congestionnée, avec des picotements qui les font tousser.

Ils devront, surtout dans le commencement de leur séjour, éviter de parler ayant le vent en face, relever le col de leur habit et s'entourer le cou d'un foulard ou d'un cache-nez.

Le littoral du Nord ne leur convient pas.

Je ne parle que pour mémoire de la *tuberculose pharyngée*.

J'en ai observé quelques cas sur des matelots du pays. Elle est terriblement maligne et sans remède. La vivacité de l'air marin ne peut évidemment que l'aggraver.

MALADIE DES YEUX

A l'époque où fut fondé l'hôpital maritime de Berck, le docteur Bergeron écrivait dans son rapport sur les indications et les contre-indications du traitement marin : « Nous voyons rarement s'améliorer, le plus souvent s'exaspérer les blépharites chroniques et en général les maladies des yeux. » Le docteur de Lapersonne dit aussi : « Le bain de mer, même le séjour au bord de la mer, sont plutôt nuisibles. » Panas est d'un avis opposé, de même Trousseau qui écrit : « Le séjour au bord de la mer est essentiellement favorable aux enfants lymphatiques et strumeux en puissance de kérato-conjonctivites à répétition surtout parce qu'il modifie l'état général... Aussi doit-on favoriser la création d'établissements analogues à l'hôpital maritime de Berck, à l'intéressant sanatorium de Pen-Bron ». Les raisons alléguées par les oculistes adversaires du traitement marin sont d'ordre local. Ils redoutent le vent, la poussière de sable, la réverbération du soleil sur les dunes. Ces causes seraient évidemment très irritantes s'il n'était facile de s'en mettre à l'abri. Par les jours de grand vent d'ailleurs rares, le malade restera chez lui. La blancheur des sables, la vivacité de la brise seront atténuées par des verres fumés. Le port de ces verres est obligatoire à peu près tous les jours, pour quiconque est atteint d'une affection inflammatoire des yeux.

Ophtalmies lymphatiques. — Les ophtalmies de la première enfance, blépharites, kératites, conjonctivites, dacryocistites, n'ont rien de spécifique. Elles sont généralement dues au staphyloccoque, microbe banal que l'on trouve à l'état de saprophyte inoffensif sur les bords ciliaires et dans les culs-de-sac palpibraux, lequel ne devient pathogène que dans certaine condition : principalement lorsque l'enfant d'une santé médiocre, a son nez ou sa gorge chroniquement infectés. Pour prévenir le retour des inflammations oculaires, il faut tarir la secrétion nasale et modifier l'état général. C'est là le rôle de la mer ; et pour le démontrer ; je ne saurai faire mieux que de rapporter l'observation suivante : on m'adressait l'an dernier une jeune fille de 14 ans atteinte de blépharo-conjonctivite à répétition. Elle en souffrait tout l'hiver à Paris. Elle avait dû interrompre à plusieurs reprises ses études. Un an auparavant elle avait fait une courte saison à la mer, elle s'en était bien trouvée. Dans l'espoir d'une guérison radicale, elle fit la seconde année un séjour de six mois. A son arrivée elle souffrait d'une kératite-phlycténulaire très aiguë qui l'empêchait de regarder devant elle ; pendant les premiers jours, selon la règle, les symptômes furent encore plus vifs. Puis tout se calma. Pendant un séjour de six mois, elle n'eut pas la moindre nouvelle atteinte, et tout l'hiver s'est passé sans la moindre récidive.

Les kérato-conjonctivites phlycténulaires guérissent au bout de huit à quinze jours ; les blépharites sont plus longues. Elles demandent un traitement soigné de deux à trois mois.

La kératite parenchymateuse est heureusement influencée par le séjour marin comme toutes les manifestations dyscrasiques des syphilitiques héréditaires.

Il en est de même du trachôme, très rare au bord de la mer. Mais l'episclérite, l'iritis, la tuberculose de la conjonctive surtout sont aggravés par la mer.

Les affections du fond de l'œil, telles que les amblyopies toxiques provenant de l'abus du tabac, de l'alcool ou d'intoxications intestinales ; les héméralopies consécutives à diverses causes anémiantes comme les fièvres paludéennes, l'épuisement nerveux, l'alcoolisme chronique disparaissent ou s'améliorent par la suppression de la cause et le rétablissement de l'état général.

Il en est de même de la choroïdite maculaire et de la rétinite syphilitique.

Je n'ai pas vu se modifier les atrophies optiques, blanche ou grise. La myopie progressive des jeunes sujets subit d'un séjour prolongé à la mer un temps d'arrêt et une amélioration remarquables. J'ai vu chez quelques myopes l'acuité visuelle doubler et tripler d'étendue après deux ou trois mois de séjour. Pareillement se trouvent bien de cette influence tonique, tous ceux, emmétropes ou amétropes, qui souffrent de leur accommodation par suite de veillées trop longues, de travaux pénibles, de préparation à de multiples concours ou examens. L'œil se délasse devant les vastes horizons ; les migraines, les douleurs périorbitaires, résultant de l'éréthisme du muscle ciliaire se calment dans le repos complet des yeux et du corps, dans les longues siestes au pied des dunes, le regard errant au loin sur les flots.

La mer aide aussi au redressement des yeux strabiques, surtout au début, lorsque le strabisme est encore intermittent, qu'il est en quelque sorte indécis, nettement accusé quand l'enfant est fatigué ou souffrant, peu visible quand l'enfant est reposé et bien portant. La plupart des strabiques sont amétropes : ils sont myopes ou kypermétropes. Mais toutes les personnes qui ont un vice de réfraction ne louchent pas. Dans la genèse du strabisme, il faut donc l'intervention d'un facteur nouveau autre que le vice de réfraction. C'est le plus souvent une convulsion qui laisse ce reliquat ; c'est d'autres fois une hérédité nerveuse ; d'autres fois la faiblesse organique. La mer n'a aucune action sur les strabismes dus exclusivement à un vice de réfraction. Elle améliore les autres. Je n'ai pas observé de guérison complète.

Pour se baigner, les malades atteints d'une affection aiguë, attendront la fin de leurs douleurs ou des symptômes d'irritation. En prenant leur bain, ils auront soin de tenir la tête hors de l'eau, pour ne pas mouiller leurs yeux : l'eau de mer pourrait rappeler l'inflammation.

Le port des verres fumés est obligatoire en tout temps : quand le temps est couvert, pour se protéger contre la brise ; quand il fait soleil, pour se défendre contre l'éblouissante blancheur des sables, ou contre la réverbération de la mer.

J'ai souvent observé l'*œdème aigu des paupières*. Cet accident arrive aux enfants à peau blonde, nouvellement débarqués, exposés trop tôt au soleil et au vent de la plage. Les paupières sont énormément boursouflées ; l'enfant ne peut pas les ouvrir ; il crie qu'il n'y voit plus clair, à la grande frayeur de la mère.

Des applications de compresses froides ont raison de cet œdème au bout de un à deux jours.

MALADIE DES OREILLES

On était autrefois peu partisan d'envoyer à la mer les personnes atteintes d'une affection quelconque des oreilles ; et particulièrement en étaient éloignées celles qui avaient les l'otorrhées et des bourdonnements. J'ai eu l'occasion de soigner un grand nombre d'otorrhéiques, et d'après mon expérience personnelle, je puis conclure qu'à la mer plus que partout ailleurs, l'enfant lymphatique trouvera plus facilement la guérison de son écoulement. Il aura dans l'air marin un air pur pour aseptiser son nez et sa gorge, par où s'infectent ses oreilles : un stimulant général contre son lymphatisme ; et l'été, sur les plages sablonneuses, un air sec et surchauffé, merveilleux siccatif des otites rebelles.

La désespérante chronicité, l'aggravation même des otites tenait anciennement à deux causes : la première, c'est que ces malades n'étaient pas spécialement soignés, faute de médecins ayant les connaissances techniques voulues ; la deuxième, c'est qu'ils étaient un peu délaissés, conduits sur la plage avec les autres, exposés comme les autres aux intempéries, sans souci des causes d'irritation locale. Dans ces conditions, il n'est guère étonnant que le docteur Cazin ait trouvé que la guérison d'une otorrhée était plus longue que celle d'une coxalgie.

La guérison peut être entravée : *Par la vivacité de l'air*. Elle rend obligatoire le port du bourdonnet de coton et même celui de la casquette à « z'oreilles » des matelots d'ici, sorte de calotte à volants latéraux qui peuvent à volonté se rabattre sur les oreilles et se nouer sous le cou. De plus, le malade évitera de rester trop longtemps assis ou immobile, l'oreille tournée du côté d'où souffle la brise. Par les grands vents il restera chez lui.

Par l'humidité. — Ce n'est pas l'air imprégné d'humidité saline qui est dangereux. Il est tout au plus une petite cause de froid, insignifiante en vérité. C'est plutôt la tentation des enfants à marcher nu-pieds sur le sable humide ou à patauger dans l'eau qui est à craindre.

Par les bains. — Ils sont formellement contre-indiqués, même si l'oreille est hermétiquement close. Ce n'est pas l'introduction de quelques gouttes d'eau qui en fait le danger, mais l'impression brusque du froid. Les bains, et encore les bains chauds ou du moins les bains à 23°, ne pourront être autorisés que quelques semaines après la cessation du pus et si la guérison paraît bien assurée.

Un traitement précieux sur lequel je tiens à revenir, est le traitement par l'air sec des sables surchauffés. Il n'est possible que de Juin à Septembre, et dans les heures chaudes de la journée, de onze à six heures. Le malade se tiendra assis sur les sables secs, à l'ombre d'une cabine, d'un bateau ou d'un parasol, les oreilles dégarnies d'ouate. Il restera sur place environ une heure ; puis il ira faire un tour en bordure de l'eau, pour reprendre ensuite sa place sur les sables secs ; allées et venues sont nécessaires à qui veut éviter la migraine, que finirait par amener une trop longue exposition à la chaude réverbération du sable.

J'ai dû à ce traitement de nombreux succès.

Les otorrhées compliquées de mastoïdite ou de carie des osselets, imposent à la mer, comme partout, l'intervention chirurgicale. L'opéré bénéficiera du relèvement de l'état général. La cicatrisation se fera plus vite, comme je l'ai maintes fois observé sur des malades qui avaient été opérés à Paris et qu'on avait envoyés à la mer, pour tâcher d'en finir avec une suppuration qui s'éternisait.

J'ai rencontré des otites très rebelles : ce sont les otites muco-purulentes à pus filant. Non fétides, peu infectieuses, spéciales aux sujets profondément lymphatiques et généralement atteints d'une affection tuberculeuse, elles résistent à tout : elles ne cessent d'ordinaire qu'à la puberté, au moment où disparaissent tous les suintements propres au jeune âge, chez les sujets lymphatiques.

En principe, la mer n'est pas favorable aux personnes sujettes aux *bourdonnements*, soit que les bourdonnements tiennent à une inflammation catarrhale de la trompe d'Eustache ou de la caisse, soit qu'ils tiennent à l'otite scléreuse. Il est pourtant des exceptions à toute règle. Ainsi, l'été dernier, j'ai soigné une jeune fille atteinte de suppuration d'oreille, laquelle n'entendait la voix parlée qu'à un mètre environ. Elle mouchait beaucoup ; et, à cause du rétrécissement de ses narines, elle ne respirait que par la bouche. Arrivée fin juin, je lui ai prescrit la cure d'air chaud. Sous cette influence, petit à petit le nez s'est dégagé, la respiration nasale est devenue possible ; la trompe devenait en même temps perméable, et sans traitement spécial contre la surdité, l'ouïe quintuplait d'étendue au bout de six semaines, la suppuration restant la même à peu près. Mais chaque fois que cette malade allait à la plage par du vent ou de la pluie, le nez se bouchait à nouveau, l'ouïe perdait un peu d'étendue. A son départ, elle conservait le gain du début de la saison : le mauvais temps persistant de la fin de l'été l'avait certainement empêchée de gagner davantage.

Aussi je ne conseillerai pas la mer *en tout temps* aux personnes qui se trouveront dans le cas de cette jeune fille ; ni à celles qui seront en imminence de sclérose de la caisse par suite de pharyngite ou de salpingite chroniques ; ni aux arhritiques granuleux. Je la conseillerai l'été, pendant les grandes chaleurs seulement, du 15 juin au 15 septembre. Nul doute qu'à cette époque ils n'y trouvent la même amélioration que la jeune fille dont nous venons de parler.

L'otite scléreuse est généralement aggravée par la mer. Les bourdonnements sont plus fréquents et plus intenses : l'ouïe diminue un peu. L'aggravation est due à l'action directe de l'air marin sur l'oreille ; les scléreux peuvent s'y soustraire en restant enfermés dans leur cabine ou en demeurant dans l'intérieur du pays. Si peu que l'oreille reste exposée à la brise, les bourdonnements reparaissent ou redoublent de force. Je connais cependant des personnes, atteintes de sclérose, qui viennent tous les ans à la mer. Elles savent que l'aggravation est passagère et que, rentrées chez elles, elles ne seront ni plus ni moins sourdes qu'avant.

Dans toutes les otites compliquées de bourdonnements, les bains sont contraires.

Seront également éloignés de la mer les surdités d'origine labyrinthique ; les congestifs qui présentent plus ou moins accentués les symptômes de la maladie de Ménière (surdité, vertiges, bourdonnements). Quant à la surdité hérédo-syphilitique, je n'en ai vu que deux cas : Un garçon de 7 ans, dont le père avait eu la syphilis ; il est resté trois mois à la mer, sans que j'aie observé d'amélioration sensible ; un garçon de 11 ans, absolument sourd, dont l'état ne s'est nullement modifié par deux mois de séjour à la mer.

MALADIES DU LARYNX

Les professionnels de la voix, professeurs, chanteurs, orateurs, redoutent généralement le voisinage de la mer. Les cordes vocales seraient particulièrement sensibles à la vivacité de l'air, aux brusques variations de température, aux embruns. Cela n'est vrai que s'il existe déjà de la pharyngite granuleuse : l'air marin avive la granulation, congestionne la muqueuse et la voix s'enroue ou s'éteint. Si le pharynx est indemne, le professionnel de la voix peut impunément se baigner ou séjourner sur la plage. Le séjour marin est, par contre, favorable aux voix fatiguées, aux aphonies nerveuses, à la mue. Mais il aggrave l'enrouement des personnes atteintes de congestion ou d'épaississements chroniques du pharynx.

L'air marin n'a aucune action sur les tumeurs malignes ou benignes du larynx ; il en a une funeste sur les ulcérations tuberculeuses.

La tuberculose du larynx est assez fréquente sur les matelots du littoral Boulonnais ; elle tue rapidement.

Les baigneurs à larynx délicat qui, par nécessité, se trouveraient à la mer, devront éviter de se baigner; ils n'iront pas à la plage par les jours de vent; ils la quitteront quand le soleil se couche et quand s'élèvent les brises de terre ou de mer.

Les chanteurs éviteront autant que possible de chanter en plein air; et ceux qui voudront reposer leur voix se garderont même de toute conversation prolongée sur la plage.

L'HIVER A BERCK

Depuis deux ou trois ans, il court à Berck l'aphorisme suivant : « Qu'un hiver vaut deux étés. » D'où vient l'aphorisme? qui l'a lancé? nul ne le sait; mais chacun le répète; et, petit à petit, d'un hiver à l'autre, le nombre des hivernants grossissant, Berck est devenu plage d'hiver en même temps que plage d'été. Les hôpitaux, les maisons de santé, les fournisseurs, les hôtels restent maintenant ouverts toute l'année. Cette transformation n'est devenue possible que parce que la température l'a permis.

La température moyenne est de + 4°. Elle est d'environ de deux degrés supérieure à celle de Paris, prise au milieu du jour. Au lever et au coucher du soleil, elle est légèrement plus basse. Par les hivers les plus froids, elle descend rarement à — 10°. La latitude est compensée par le voisinage de la mer, par l'influence du « gulf-stream » et l'haleine chaude du vent sud-ouest qui est le vent dominant du pays. On ressent rarement la morsure âpre, dure et froide des vents du nord est d'est.

Un autre avantage : c'est que, quelque temps qu'il fasse, on peut aller sur la plage ; il ne neige pas ; il n'y a jamais de boue. Or, en ville comme à la campagne, la boue empêche de sortir.

Les sorties quotidiennes sont le meilleur préservatif des rhumes et des bronchites. Il est rare qu'un enfant s'enrhume à la mer ; et si cela lui arrive, il guérit vite, au lieu de traîner des mois, comme c'est le cas ordinaire dans les villes, où l'on doit attendre que les rues soient sèches et le temps non brumeux pour sortir.

De plus, l'hiver, on peut suralimenter le malade. Avec le froid relatif, les digestions sont meilleures, l'appétit plus grand, l'assimilation plus parfaite.

En outre, l'enfant ne change pas de mains

pour son traitement : considération importante pour des maladies aussi longues que celles qui relèvent du traitement marin, et qui ne peuvent guérir dans de bonnes conditions que par la constance du malade et la persévérance du médecin dans la continuité d'une bonne méthode.

TABLE DES MATIÈRES

MALADIES MÉDICALES

ORGANE DES SENS

IMPRIMERIE F. DEVERDUN, BUZANÇAIS (INDRE)

www.ingramcontent.com/pod-product-compliance
Ingram Content Group UK Ltd.
Pitfield, Milton Keynes, MK11 3LW, UK
UKHW020211250726
13967UKWH00003B/1409

9 782012 887053